Ischemia-Free Organ Transplantation

无缺血器官移植

主　编　何晓顺

副主编　郭志勇　陈国栋　殷胜利

编　者（以姓氏汉语拼音为序）

　　　　陈国栋　陈宏珲　陈茂根　邓荣海　高伊昉　郭志勇

　　　　何晓顺　鞠卫强　李嘉浩　罗　涛　邱　江　荣　健

　　　　沈月坤　侍晓敏　唐云华　吴成林　吴国彬　熊　玮

　　　　杨　璐　殷胜利　赵　强

单　位　中山大学附属第一医院

人民卫生出版社
·北京·

图书在版编目（CIP）数据

无缺血器官移植 / 何晓顺主编 . —北京：人民卫
生出版社，2023.6
ISBN 978-7-117-35008-2

I. ①无… Ⅱ. ①何… Ⅲ. ①器官移植 Ⅳ.
①R617

中国国家版本馆 CIP 数据核字（2023）第 114898 号

人卫智网	www.ipmph.com	医学教育、学术、考试、健康，购书智慧智能综合服务平台
人卫官网	www.pmph.com	人卫官方资讯发布平台

无缺血器官移植
Wuquexue Qiguan Yizhi

主　　编：何晓顺
出版发行：人民卫生出版社（中继线 010-59780011）
地　　址：北京市朝阳区潘家园南里 19 号
邮　　编：100021
E - mail：pmph @ pmph.com
购书热线：010-59787592　010-59787584　010-65264830
印　　刷：北京顶佳世纪印刷有限公司
经　　销：新华书店
开　　本：787×1092　1/16　印张：9
字　　数：197 千字
版　　次：2023 年 6 月第 1 版
印　　次：2023 年 7 月第 1 次印刷
标准书号：ISBN 978-7-117-35008-2
定　　价：168.00 元

打击盗版举报电话：010-59787491　E-mail：WQ @ pmph.com
质量问题联系电话：010-59787234　E-mail：zhiliang @ pmph.com
数字融合服务电话：4001118166　　E-mail：zengzhi @ pmph.com

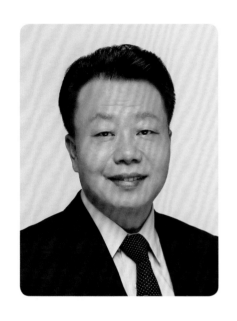

何晓顺，主任医师、教授、博士研究生导师，哈佛大学、康奈尔大学客座教授。我国著名器官移植专家，国务院政府特殊津贴专家，国家卫生计生委突出贡献专家，2019年中国工程院院士有效候选人。原中山大学附属第一医院副院长、中山大学附属第一医院器官移植中心主任，广东省器官捐献与移植免疫重点实验室主任，中山大学器官捐献研究所所长。兼任中国器官移植发展基金会副理事长、中国医院协会精准医疗分会主任委员、广东省器官医学与技术学会会长、广东省医学会器官移植学分会主任委员。

发明无缺血器官移植技术，破解了器官缺血再灌注损伤的难题。成功实施亚洲首例多器官移植，建立简化式多器官移植技术体系，为多脏器终末期疾病提供了治愈手段；开展我国首例公民捐献的肝移植，攻克心脏死亡器官捐献技术难关。获国家科学技术进步奖一等奖提名、国家科学技术进步奖二等奖2项、教育部科学技术进步奖一等奖1项、中华医学科技奖二等奖2项、中国创新创业大赛生物医药组全国总冠军、吴阶平·保罗·杨森医学药学奖、国际质量创新大赛特等奖、广东省科学技术进步奖一等奖4项、广州市科学技术市长奖等。获全国优秀科技工作者、南粤百杰、"2017年度十大科技创新人物"等荣誉称号。

序　一

器官移植是治疗各类终末期器官衰竭的最有效手段，被认为是20世纪医学领域最伟大的成就之一。器官移植集合了医学、伦理、法律等学科成果，是衡量一个国家或地区整体医学实力的指标，也是社会发展水平及文明程度的标志。我国器官移植起步艰难，但发展迅速。在党和政府的坚强领导下，全国移植工作者共同努力，我国器官移植改革发展取得了令世人刮目相看的成就。目前器官捐献、移植数量两项指标均居世界第二位；在移植技术方面，以无缺血器官移植为代表的创新术式，实现了技术引领，大幅改善了移植预后，获得了国际广泛认可。我国器官捐献与移植事业取得重大进步，实现了器官移植从"跟跑者"到"领跑者"的转变。

置身于世界百年未有之大变局，新时代的中国器官移植拥有广阔的发展前景。我国已建立起符合中国国情的、遵循医学伦理学的、可持续发展的人体器官捐献和分配体系，器官移植"中国模式"得到了世界卫生组织、国际移植界的高度重视和充分肯定。无缺血器官移植正是在中国特色器官捐献体系下孕育出的创新技术。这项技术系统性地革新了器官获取、保存及移植全过程，实现了从"冰冻"器官移植到"鲜活"器官移植的技术迭代，显著改善了移植疗效，扩大了供体器官来源，是移植技术领域的颠覆性创新。

无缺血移植技术也将改写现有捐献与移植的理论和技术体系，让我们对移植排斥、肿瘤复发、移植感染等理论有重新的认识。因此，编写《无缺血器官移植》一书是很有必要的。本书在总结无缺血器官移植临床实践经验的基础上，丰富和发展了器官移植理论与技术体系，汇聚了中国特色器官捐献与移植技术的最新成果。随着我国器官移植新征程的开启，希望新时代的中国器官移植学者能继续胸怀天下、守正创新，推动器官移植学术交流互鉴，为构建人类卫生健康共同体、保障人民群众健康权益做出新的更大贡献。

中国人体器官捐献与移植委员会主任委员

原卫生部副部长、中央保健委员会副主任

2022年12月

序　二

在器官移植领域中,一直存在着一个有争议的重要问题:在没有治疗干预的情况下,是机体与外来抗原的接触,还是机体对器官损伤反应释放的危险信号,启动了同种异体免疫反应并导致移植器官损伤。虽然遗传的差异通常被认为是导致同种异体免疫反应的关键因素,但是器官的缺血再灌注损伤是否加重相关的免疫反应目前仍然不清楚。器官缺血再灌注损伤迄今还是器官移植中一个不可避免的过程,其特征是器官在离开供体循环后,氧气和营养物质缺失,并在受体体内的血液循环重建后启动后续的炎症级联反应。如何区分是缺血再灌注损伤还是遗传因素导致的移植器官损伤是个重要的问题。

中山大学附属第一医院的何晓顺教授团队,首次提供了一个临床模型,可以把器官缺血再灌注损伤与外来抗原接触引起免疫反应导致的损伤区分开来。该团队的工作不仅有助于改善移植的疗效,而且有望影响转化医学研究的许多领域。

异种移植是一个取得了巨大进展的领域,近年来有很多临床应用报道,未来也将有相关临床试验开展。然而,缺血再灌注损伤对异种移植后结局和免疫反应的影响尚不清楚。与此相关的是,大动物模型表明缺血引起的早期损伤决定了异种移植的结局。

临床上,器官移植领域面临可供移植的器官数量有限的问题。与此同时,许多器官,特别是来自高龄和边缘供体的器官,因为担心器官的质量以及移植后导致的不良后果,要么被放弃获取,要么获取后被丢弃。在过去的几十年里,随着高龄或边缘供体器官的使用需求日益增加,在冰壶中冷保存器官直至移植的方法已经过时,而机械灌注保存方法重新得到重视。最近,器官保存设备有了长足的进步,虽然这些进步令人鼓舞,但中山大学附属第一医院的何晓顺教授团队的无缺血器官移植方法更具有创新性和应用潜力。该方法不仅有望减少或完全避免缺血再灌注损伤,而且还有助于在持续灌注的最佳条件下开展体外器官治疗。

无缺血器官移植也有助于扩大免疫耐受方案的应用范围。迄今为止,免疫耐受方案仅应用于健康活体捐献者的最佳器官。这显然是考虑到器官缺血再灌注损伤对尸体器官移植免疫耐受有重要影响。因此,何晓顺教授团队的无缺血器官移植方法也可能对免疫耐受方案在尸体器官移植中的成功实施产生有益的影响。

来自死亡供体的器官不仅可能由缺血引起受损,还可能由脑死亡和重症监护治疗引起损伤。脑死亡和重症监护治疗本身已被证明可以通过移植器官的免疫激活,启动免疫反应。

迄今为止,还未能把这些损伤作用与包括缺血再灌注损伤在内的其他损伤区分开来。因此,利用无缺血移植方案可有助于区分这些损伤的原因。

除了通过这种新颖的方法可以回答许多重要问题外,需要强调的是,在无缺血移植肝脏、肾脏和心脏时,熟练的手术操作是其中的核心。只有少数手术技巧熟练的外科医师才能掌握这种手术。看到一个跳动的心脏被移植,是一个激动人心的时刻。

广州的研究团队已经在更广泛的领域应用他们的新方法,并正在开展相关研究,这些研究有助于我们解答器官移植和免疫方面的一些主要问题。在分子水平上,该团队目前正在区分损伤的途径。这一系列的研究有助于确定治疗和预处理移植器官新的靶点,同时有助于在尸体器官移植时成功地应用免疫耐受方案。

显然,何晓顺教授团队的工作最具创新性。迄今所看到的成就,只是这项工作可能产生的广泛影响的"冰山一角"。

Stefan G. Tullius,MD,PhD
美国移植外科医师学会前主席
美国哈佛大学附属布列根和妇女医院器官移植中心主任

(译者:陈国栋　吴国彬)
2022 年 12 月

序二（原文）

Through the history of organ transplantation there has been a debate over the main question whether the encounter of foreign antigens or the response to organ injury sending danger signals represent the main drivers for the initiation of alloimmune responses that lead to the destruction of an organ transplant in the absence of appropriate therapeutic interventions. While the genetic disparity is in general considered critical and at the center, it has remained unclear if the consequences of ischemia-reperfusion injury are accelerating relevant immune responses. Ischemia/reperfusion injury characterized by the absence of oxygen and nutrition during a time when the organ is removed from an intact circulation with a subsequent cascade of inflammatory responses set in motion when the circulation in the recipient is re-established has up until now been an immanent part of organ transplantation. Being able to dissect the impact of injury vs genetic disparity is thus critical as a recipient of an organ transplantation has thus far always encountered a transplant that has been damaged by ischemia and reperfusion injury.

The work by Professor He and his many extraordinary talented clinicians and scientists at the First Affiliated Hospital of Sun Yat-sen University in Guangzhou, PR China have provided us-for the first time-with a clinical model that will allow to delineate and potentially separate the consequences of injury from those set-in motion by encountering foreign antigens. The work by this group is not only relevant for an improved outcome after transplantation but also expected to impact many areas of translational research.

Xenotransplantation is an area that has made great strides forward with most recent clinical applications and the potential of clinical trials in the near future. Yet, the impact of ischemia/reperfusion injury on outcomes and immune responses after xenotransplantation are not understood. Of relevance, large animal models have shown that the early injury caused by ischemia determined outcomes of xenotransplantations.

Clinically, the field of organ transplantation is hampered by a limited number of organs available for transplantation. At the same time, many organs, particularly from older and less-than-optimal donors are currently either not considered or discarded after procurement for fear of compromised organ quality or inferior outcomes. Alternatives to a plain cold storage keeping organs in an ice box until transplantation have been around and machine preservation approaches have regained interest during the last decades with the demand of using organs from older or marginal donors. Most recently, we have seen an impressive progress with preservation devices. While those advancements are recognized and relevant, the approach of the ischemia-free organ preservation by the group at Sun Yat-sen offers additional novelty and potential. Not only is this method expected to reduce or entirely eliminate injury as a consequence of ischemia, but it will also facilitate the potential of treating organs ex-vivo under optimal conditions of a continuing perfusion.

Ischemia-free transplantation will also help to expand the application of tolerance protocols. Those approaches have thus far only been considered when utilizing optimal organs from healthy living donors. Clearly, considering organs from deceased donors will add an entirely new dimension in which organ injury will be playing an important role. The approach by Professor He and his group may thus also have a beneficial effect for the successful implementation of tolerance protocols.

Organs from deceased donors may not only be injured because of ischemia but may also suffer from the consequences of brain death and intensive care treatment. Brain death and intensive care treatment by themselves have been shown to play a role in initiating immune processes through an immune activation in organs used for transplantation. Those damaging effects have thus far not been able to be separated from the consequences of other injuries including ischemia/reperfusion injury. Again, utilizing an ischemia-free protocol will allow to delineate pathways of injury.

In addition to the many important questions that can be answered through this novel approach, it needs to be emphasized that masterfully performed surgeries are standing at the center when transplanting livers, kidneys, and hearts without ischemia. Witnessing this surgical mastery has been a privilege. Seeing a beating heart being transplanted is nothing short but breath taking.

The group in Guangzhou is already on the way to make their novel approach clinically available to a broader community and is performing experiments that are expected to help us understand some of the principal questions in organ transplantation and immunity. On a molecular detailed level, the group is currently delineating pathways of injury. This line of research has the potential to identify novel targets allowing to treating and conditioning organs while potentially aiding in applying tolerance protocols successfully when using organs from deceased donors.

Clearly, the work by Professor He and his group is most innovative. What we have seen thus far may only be the 'tip of the iceberg'of the broad impact that this work may have.

Stefan G. Tullius , MD , PhD

Pre-President of the American Society of Transplant Surgeons

Chief of Organ Transplant Center, Brigham and Women's Hospital, Harvard University, USA

December , 2022

从器官移植的早期开始,一个关键问题是从获取直到再灌注过程中的器官保存。保存器官功能的想法最初是由使用机器模仿心脏功能这一问题所推动的,最早可追溯到19世纪80年代的 Max von Frey(1852—1932),他在德国莱比锡的卡尔·路德维希生理研究所工作时,设计了一种具有心肺功能特性的仪器。Alexis Carrel(1873—1944)作为器官移植的先驱之一,1912年获得诺贝尔生理学或医学奖,他认识到血管吻合技术的发展和组织器官移植的发展,在1935年与 Charles A. Lindbergh(1902—1973)一起研制了一台灌注机器。利用林德伯格的脉冲式的装置,用含氧培养基灌注家禽和猫的心脏和肾脏等器官,并在无菌的条件下进行维持。Folkert O. Belzer(1931—1995)在20世纪60年代末将机械灌注应用于肾移植,这些早期的尝试得到了进一步推广。自那时起,许多团队一直在研究用于器官移植的机械灌注,以提高移植器官的存活率,特别是减少缺血再灌注对器官的损伤。1913年德国慕尼黑大学病理学系的 Max Borst(1869—1946)在伦敦的国际医学会议上报道,器官缺血会导致免疫系统激活,从而引起器官损伤,这个早期观察的结果成为开展机械灌注的临床和科学背景。

迄今为止,基本实现了3种机械灌注模式,即低温机械灌注(hypothermic machine perfusion,HMP)、低温有氧机械灌注(hypothermic oxygenated machine perfusion,HOPE)和常温机械灌注(normothermic machine perfusion,NMP)。这3种方法都有长足的进步,但在器官连接到机器前,仍然有冷缺血时间。中山大学附属第一医院何晓顺教授团队首创了无缺血器官移植(ischemia-free organ transplantation,IFOT),最终填补了这一空白。该术式首次使器官完全避免缺血损伤,从而为实体器官移植提供了许多益处,并有望在未来的试验中得到进一步验证。

缺血再灌注损伤不是诱导免疫系统激活的唯一原因,也可能由于供体重症监护治疗和炎症级联反应,如脑死亡前休克、机械通气、心搏骤停和败血症导致,但缺血再灌注损伤可作为这些免疫激活的增强因素。激发这样的炎症级联反应对抗原呈递产生影响,激活受者免疫系统,进一步导致急性排斥反应甚至慢性排斥反应。肝移植中的胆道系统,由于只有唯一动脉供应,特别容易遭受缺血再灌注损伤。

无缺血器官移植有以下3个优点:

首先,在移植前应用常温机械灌注,可以避免缺血再灌注,减少免疫级联反应,同时为移植器官进行全面评估提供了机会。这也意味着器官从获取到移植的时间,即之前所谓的冷缺血时间,可以因运输等原因进一步延长。

其次,在 IFOT 中脑死亡引起的免疫级联反应"静默",可以减少肝移植术后肝细胞癌的复发率和胆道并发症的发生率。

最后,无缺血器官移植提供了对边缘器官治疗干预的机会。考虑到供体数量的不足和可供移植的合适器官持续短缺,可以在无缺血器官移植的过程中,通过仔细评估边缘器官功能来扩大供体数量。

何晓顺教授团队为进一步的研究创造了一个出色的平台,为改进器官移植和研究脑死亡后器官的脆弱性,及其在遗传和蛋白质组水平上的恢复提供了途径。这些知识可以确定未来的治疗目标,以保护和改善器官功能。此外,无缺血手术方式特别需要有训练有素的专业外科医师来建立高质量的器官移植中心。器官移植已经从实验技术发展成为高度专业化的职业。器官移植需要具有良好的长期疗效,并让受者恢复正常生活,以报答捐献者及其家人捐献的生命礼物。何晓顺教授团队毫无疑问为器官移植的未来设定了标准。

Björn Nashan,M. D,Ph. D

德国移植学会前主席

中国科学技术大学附属第一医院器官移植中心主任

（译者：陈国栋　吴国彬）

2022 年 12 月

Since the early start of organ transplantation, a key issue has been the preservation of organs from the time of retrieval to the point of reperfusion. The wish to preserve the function of organs was originally driven by the question to replicate cardiac function with a machine dating back into the 1880s when Max von Frey (1852—1932), while working in Carl Ludwig's Physiological Institute in Leipzig, Germany, designed an apparatus that had criteria characteristic of a heart-lung machine. It was Alexis Carrel (1873—1944) one of the pioneers of organ transplantation and the 1912 Noble Laureate in recognition of development of vascular anastomosis and the development of tissue and organ transplantation, who in 1935 developed a type of perfusion machine together with Charles A Lindbergh (1902—1973). Using Lindbergh's pulsating device, organs such as heart and kidney from fowls and cats were perfused with an oxygenated medium and were maintained under sterile conditions. These early attempts were further advanced by Folkert O. Belzer (1931—1995) applying machine perfusion for renal transplantation in the late 1960'ies. Since, many groups have been looking into machine perfusion for organ transplantation in order to improve the viability of organs for transplantation and particular to reduce the ischemia reperfusion damage to the organs. The clinical and scientific background was based on early observations indicating a stimulation by the immune system driven by ischemia and already reported in 1913 at the International Medicine Meeting in London by Max Borst (1869—1946) from the Department of Pathology of the University of Munich in Germany.

Since these days basically three modes of machine perfusion have been implemented, hypothermic machine perfusion (HMP), hypothermic oxygenated machine perfusion (HOPE) and normothermic machine perfusion (NMP). All three approaches have been demonstrating critical improvements but were still linked to a time of cold storage until connection to the machine. This final gap has now been closed by Prof He Xiaoshun's group of excellent surgeons, clinicians, and scientists at Sun Yat-Sen University in Guangzhou introducing ischemia free organ transplantation (IFOT). This procedure allows for the first-time complete avoidance of ischemia and hence provides a couple of beneficial opportunities for solid organ transplantation to be examined in future trials.

Ischemia/reperfusion induced activation of the immune system is not the sole source but could work as an enhancer of the immune activation already activated by the treatment on intensive care respectively the inflammatory cascade triggered in organ donors such as shock, mechanical ventilation, cardiac arrest, and sepsis prior to brain death. Triggering such an inflammatory cascade has an impact on antigen presentation and hence on the activation of the recipient's immune system leading to acute rejection or even laying the base for chronic rejection. The Achille heal e. g., particularly in liver transplantation is the biliary system, its sole arterial supply, and its vulnerability to ischemia/reperfusion injury.

Hence the question is raised, what is the benefit of ischemia free transplantation？

The benefit is threefold:

First it reduces the immune cascade by avoiding ischemia/reperfusion, offering the opportunity of a thorough assessment of the graft prior to transplantation applying normothermic oxygenated perfusion. That implies that the time for organ transplantation, the former so called cold ischemia time can be prolonged for reasons such as transportation.

Second a "cooling down" of the immune cascade elicited by brain death already has demonstrated in IFOT a beneficial impact on the recurrence rate of HCC after liver transplantation as well as the incidence of biliary complications.

Third does the procedure offer the opportunity of therapeutic interventions such as in marginal organs from extended criteria donors. Given the inadequate donor pool and the consistent lack of suitable organs for transplantation, we might have the chance to extend the donor pool by careful assessment of extended criteria organs under the ability of an ischemia free procedure.

The Guangzhou group under the leadership of Prof He has clearly created an outstanding platform for further experiments leading the way to improve organ transplantation and study the vulnerability of organs following brain death as well as their recovery on a genetic and proteomic level. That knowledge may identify future therapeutic targets to preserve and improve organ function. In addition, does in particular the surgical approach stress the need for specialized and excellently trained surgeons to establish high quality organ transplant centers. We have to acknowledge that organ transplantation has grown from the experimental cradle to a highly specialized profession demanding excellent long-term outcomes in order to acknowledge the gift of life from donors and their families and the promise for a normal life to the recipient. Prof He and his team definitely have been setting future standards.

Björn Nashan, M. D, Ph. D

Pre-President of the German Transplantation Society

Chief of Organ Transplant Center, The Affiliated Hospital, University of Science and Technology of China

December, 2022

前　言

　　自 1954 年 Joseph Murray 成功实施医学史上第一例人体肾移植，以及 1963 年 Thomas Starzl 成功完成世界首例人同种异体肝移植以来，器官移植学科作为生物医学科学中的一个新兴学科，发展非常迅猛。随着器官移植技术的日臻完善以及移植相关学科的发展进步，人体的大部分内脏器官均可成功移植，挽救了近百万罹患各类终末期疾病患者的生命。器官移植作为"医学皇冠上最耀眼的明珠"，可以说是现代生物医学领域最主要的成就之一。随着改革开放进程的不断深入，我国器官移植事业在 20 世纪 90 年代末到 21 世纪初取得了令人瞩目的进步，但从总体来看，我国与欧美发达国家相比还有不小的差距。在先辈及同仁们取得的成就基础上，中山大学附属第一医院何晓顺团队首创了无缺血器官移植技术，并在临床实践中展现出了传统器官移植技术无可比拟的优势，有望重构器官移植体系。

　　器官缺血后氧气供应的恢复常加剧最初的细胞损伤，这种损伤被称为缺血再灌注损伤。传统的器官移植采用快速冷灌注获取供器官，并经过一定时间的离体冷保存后移植到受者体内。在这器官获取—保存—移植的过程中，器官不可避免地遭受缺血再灌注损伤，器官活力大大降低，无法充分发挥原有器官的功能。这在移植术后早期可表现为早期移植物功能不全或功能延迟，甚至原发性移植物无功能。而在移植术后远期可表现为慢性移植物失功，严重影响移植的近远期疗效，甚至导致移植失败。几十年来，基于移植过程器官缺血"不可避免"的思维定式，全球相关领域科学家均聚焦于减轻缺血再灌注损伤的研究，包括使用缺血预处理、药物干预、保护性气体和生物治疗等手段，在不同的研究领域取得了丰硕的成果，但仍没有从根本上解决这一难题。究其原因，主要是缺血再灌注损伤的发生机制复杂，并且干预策略面临着从动物研究转化为临床实践的挑战。因此，我们转换思路，提出设想：如果能在不中断器官血流的状态下完成器官移植的全过程，器官不经历缺血—冷保存—再灌注，这些问题将会迎刃而解。为此，我们在借鉴国外常温机械灌注先进技术及设备的基础上，首先研制出多器官修复系统，为离体器官供血供氧，解决了离体器官长时间保持活力的难题；同时，利用人体血管具有分支的解剖学特点，重新设计器官获取及移植手术方式，成功实现了器官血流在移植全过程中不中断。

　　2017 年 7 月 23 日，我们团队经过前期大量大动物实验的实践，在全院多学科的共同参与及技术支持下，成功实施全球首例"不中断血流"人体肝移植，借助自主研发的多器官功能修复系统,从根本上初步解决了传统器官移植过程中"器官缺血损伤"这一困扰移植界半个多世纪的技术难题,让器官以更"鲜活"的状态在受者体内"立即工作"。现已完成无缺血肝移植 97 例,均获成功。同时我们完成了全球首个无缺血肝移植临床试验,结果显示:与传统的冷移植技术相比,术后肝功能指标、早期移植物功能不全和复流后综合征发生率大幅下降,重症监护病房停留时间缩短,1 年受体生存率也有明显提高。同时利用临床试验收集的灌注液、供肝组织及受体外周血等临床标本,通过组织原位病理学、基因组蛋白组等多组学的全面检测,也证实了无缺血肝移植技术可以基本避免器官缺血损伤的特征性病理生理改变的发生。在国际移植领域顶尖科学家及临床专家的指导与鼓励下,在国内同行的广泛认可及大力支持下,无缺血肝移植技术目前已经扩展至肾移植,并且已经实现从临床尝试到常规应用的跨越,同时世界首例无缺血心脏移植也获得成功,心肝肾等大器官无缺血移植的成功极大地鼓舞着我们在改进移植技术、提高移植疗效、扩大移植器官利用等领域与移植界同仁们并肩努力,不断前进,迎接器官热移植时代的到来。

　　无缺血器官移植技术正处在茁壮发展中,为了进一步推广无缺血器官移植技术的应用,增强与国内外移植中心的技术交流与合作,中山大学附属第一医院器官移植中心决定总结经验编写本书。全书共 9 章,对无缺血器官移植技术进行了系统的介绍。内容包括器官移植现状和存在问题、无缺血器官移植的理念、缺血再灌注损伤相关基础知识,对常温机械灌注,肝、肾和心无缺血移植的适应证、术前检查和准备、术中的注意事项、麻醉及监护、术后管理,以及无缺血器官移植展望和器官医学前景进行了全面阐述。参与编写本书的作者为本中心教授、多年从事一线工作的临床医师和从事相关研究的科研工作者,他们查阅了大量国内外文献,参考当前国际上相关领域的最新技术和知识进展,传承了移植前辈们的研究成果及宝贵经验,总结了无缺血器官移植技术的丰富经验和细致的围手术期处理方法。希望对广大从事器官移植工作的同道们在启迪思路、深入研究、选择手术方式和治疗方案方面能有所裨益。

　　希望本书能助力打造规范化、专业化的无缺血器官移植技术,推动无缺血器官移植技术科学规范发展。由于无缺血器官移植技术尚处于初期发展阶段,编者时间仓促和水平有限,本书缺点和错误在所难免,恳请广大读者不吝赐教,给予批评指正,以利于共同提高,日臻完善。在此,也对多年来一直关心支持我们并给予我们指导和帮助的国内外同行们表示衷心的感谢与崇高的敬意!

2022 年 12 月

目　录

视频目录

扫二维码观看网络增值服务：

1. 首次观看需要激活，方法如下：①刮开带有涂层的二维码，用手机微信"扫一扫"，按界面提示输入手机号及验证码登录，或点击"微信用户一键登录"；②登录后点击"立即领取"，再点击"查看"即可观看网络增值服务。

2. 激活后再次观看的方法有两种：①手机微信扫描书中任意二维码；②关注"人卫助手"微信公众号，选择"知识服务"，进入"我的图书"，即可查看已激活的网络增值服务。

第一章
器官移植的历史、现状和存在问题

器官移植被誉为 20 世纪最伟大的医学奇迹之一，素有"医学皇冠上最耀眼的明珠"之称。作为治疗终末期器官疾病唯一有效手段，人类器官移植从想法的产生到手术的成功历经了千年。近一个多世纪以来，医学先辈们在器官移植领域大胆探索，不断取得了诸多振奋人心的成果，推动着移植技术的成熟与发展。然而，器官移植技术目前尚不完美，仍面临器官短缺、缺血再灌注损伤、排斥反应等多个难题，激励着器官移植人继续艰苦奋斗、攻坚克难。以史为镜，知古鉴今。在此，首先介绍器官移植发展史，有利于读者从整体上了解器官移植，有利于从源头上透彻理解和掌握移植从哪里来，到哪里去，进而从历史的视角探讨未来器官移植科技创新的方向。

一、器官移植的历史

（一）从无到有并快速发展

自古以来，先人们就幻想着能够更换自身功能衰竭的器官，以延年益寿，甚至长生不老。这可能是人类对器官移植最原始的冲动。我国古籍《列子》中有记载扁鹊为鲁国的公扈与赵国的齐婴互换心脏以治疗疾病的故事，这是人类最早的有关器官移植神话故事的记载，尽管在当时的医疗条件下并不可能真正地实施，也许它仅仅只是一个美好的愿望，但是这个故事也恰恰说明了器官移植是人类从古到今一直以来的梦想，反映了人们千百年来对人体器官移植的追求。

移植从幻想变成现实，经历了漫长的实验以及临床探索。在公元前 6 世纪，印度外科医师 Sushruta 首次尝试自体皮肤移植用于鼻部整形。这项尝试以及此后的组织移植更是成为了今天组织移植的先驱。

1905 年奥地利医师 Edward Zirm 为濒临失明的农场工人进行角膜移植。由于角膜无血管供应，排斥反应风险低，术后患者视力得到了恢复。但是要想实现实体器官移植，仍然有着巨大的鸿沟，医师首先面临的问题就是血管的缝合技术。法国医师 Alexis Carrel 向巴黎最好的裁缝学习后发明了三线缝合法，有效地解决了血管吻合时出血和血栓的问题，使临床器官移植在技术上成为可能。该技术因此获得了 1912 年的诺贝尔生理学或医学奖。自此之后，器官移植技术开始快速发展。1927 年 Gayei 等用同种异体犬套管法为糖尿病犬进行胰腺移植，且术后成功降低血糖达 12 小时；1938 年苏联医师 Voronoy 为一名肾衰竭女性进行了最早的同种肾移植；1947 年 Demioov 在动物身上实施了第一例肺移植实验；1956 年 Goodrich 进行肝移植动物实验；1956 年美国的 Donnar Thomas 也成功实施了第一例骨髓移植。但遗憾的是，这些患者均因术后的排斥反应而未获得长期存活。为了探寻排斥反应导致移植失败的内在机制以及相关的解决方法，多位科学家进行了相关研究。英国科学家 Peter Brian Medawar 在密切观察异体植皮患者的病情变化后，得出了"异体移植物的排斥是由免疫机制引起的"这一结论，并且在用小牛做实验的过程中观察到同卵双生的小牛之间的皮肤移植并没有发生排斥，从而发现了"获得性免疫耐受"这一现象。在认识到免疫排斥反应机制之后，科学家们先后采用放射线、皮质激素、抗代谢化学药物等对抗器官移植术后免疫排斥反应，直到 20 世纪 80 年代强效的免疫抑制剂环孢素的出现和广泛使用，严重影响移植疗效的免疫排斥反应终于得到了更为安全有效的治疗方法，在很大程度上改善了器官移植的预后。1954 年 12 月美国医师 Joseph Murray 第一次在同卵双生子之间成功实施了人类同种异体肾移植，术后患者成功康复，器官移植真正从神话变成现实，并且 Joseph Murray 也因为他对移植医学的重大贡献被誉为"器官移植之父"，获得了 1990 年的诺贝尔生理学或医学奖。1967 年美国医师 Thomas Earl Starzl 完成了人类第一例成功的肝移植，被誉为"肝移植之父"，器官移植自此进入蓬勃发展的阶段。

（二）我国器官移植发展史

我国的器官移植从无到有，从探索到成功，从成功到稳步发展经历了半个多世纪、几代人的努力，目前已发展成为世界第二器官移植大国。我国器官移植起步于 20 世纪 50 年代，受到当时国外器官移植成功的鼓舞，我国科学家开始探索开展动物实验，并逐步过渡到临床实践。尽管我国器官移植起步较晚，但是发展迅速，取得了多方面的突出成就。1960 年吴阶平院士进行了我国首例肾移植尝试。1972 年中山医学院第一附属医院（现中山大学附属第一医院）的梅骅教授成功实施了我国第一例大器官移植（肾脏）手术，移植术后患者存活超过了 1 年，开创了我国器官移植成功的先河。从 20 世纪 70 年代开始，肾移植作为一种治疗慢性肾衰竭、尿毒症的有效手段，在我国大城市开始逐渐推广。1977 年上海第二医学院附属瑞金医院（现上海交通大学医学院附属瑞金医院）林言箴教授实施了国内也是亚洲第一例肝移植，术后患者成功存活了 54 天。1978 年上海第二医学院附属瑞金医院（现上海交通大学医学院附属瑞金医院）医师张世泽为一名 38 岁风湿性心脏瓣膜病患者进行了国内乃至亚洲首例心脏移植，患者术后存活了 109 天。1993 年，中山医科大学附属第一医院（现中山大学附属第一医院）的黄洁夫教授完成了我国首例体外静脉转流下的肝移植，该壮举发起和推动了我国第二次肝移植的浪潮。此后，国内首例婴儿心脏移植、亚洲首例肝肾联合移植、亚洲首例肝肠联合移植、亚洲首例多器官移植、国际首例"两供肝三受体"肝移植等相继成功地实施。公民器官捐献的器官移植也在国家器官捐献政策大力推动下广泛地实施并取得成功，为中国的器官移植技术走向国际打下坚实的基础。

(三) 我国器官捐献与移植的发展现况

根据中国人体器官分配与共享计算机系统(China organ transplant response system,COTRS)的数据显示,2010 年 1 月 1 日至 2019 年 12 月 31 日,我国成功实施器官捐献已经达到了 27 262 例,2019 年完成捐献 5 818 例,根据施与受器官捐献志愿者服务网的统计,截至 2021 年 10 月 10 日,成功登记器官捐献的志愿者已经达到了 2 000 421 人[①]。据有效数据统计,中国已经成为年均器官移植数量仅次于美国的世界第二器官移植大国,器官捐献和器官移植的数量也在不断增加,而且器官移植受者的生存率等指标更是接近甚至已经达到国际领先水平。原卫生部副部长、中国人体器官捐献与移植委员会主任委员黄洁夫期望到 2023 年,中国能够成为世界第一器官移植大国。

器官移植的蓬勃发展,离不开器官捐赠的有力支持,甚至可以说"没有器官捐赠,就没有器官移植"。黄洁夫教授曾在中国器官移植大会上发言:"公民自愿捐献是器官捐献的唯一途径。"中国的器官捐献与移植模式经历了一个漫长而坎坷的发展过程。在将近十年的努力中,我国为器官捐献全面构建起国家层面上的器官捐献移植法律框架,确保"有法可依,有法必依",颁布了《人体器官移植条例》《人体捐献器官获取与分配管理规定》《中华人民共和国红十字会法》《中华人民共和国民法典》等,确保器官捐献移植的透明、公正、可溯源性,并创立了国家器官捐献与移植五大科学工作体系(人体器官捐献体系、人体器官获取与分配体系、人体器官移植临床服务体系、人体器官移植术登记体系、人体器官移植监管体系),将器官捐献与移植纳入规范化管理。还创造性提出了中国公民逝世后器官捐献的死亡判定的科学标准与流程,创建了具有中国特色的捐献与移植人道主义救助体系。我国的器官捐献移植体系充分发挥了社会主义制度的优越性,其是在党中央和国务院坚强领导下推进的,由中华人民共和国国家卫生和计划生育委员会、中国红十字会与多个政府部门参与的改革,涉及文化、司法、医疗卫生等领域的深层次改革。

经过几代人的不懈努力,我国在器官捐献与移植方面取得了显著成绩,并且成功创立了器官捐献与移植的"中国模式"。中国的器官捐献逐渐得到了国际移植界的支持和认可。2019 年黄洁夫教授曾在施予受器官捐献志愿登记平台对接启动仪式上寄望我国器官捐献志愿者在短期内超过 1 000 万,并在数年后实现 1 亿人的器官捐献志愿者登记量。目前我们正在向着这个宏大梦想不断进发。

二、器官移植目前面临的困境

(一) 器官短缺问题

我国乃至全球器官移植的发展态势日趋良好,器官移植例数不断增加,相关的移植技术也在不断精进。但是,目前器官需求的缺口依然不断增大,需要接受器官移植的患者数量还以每年超过 10% 的增幅在增长,每年因等不到器官进行移植的患者越来越多。器官极

[①]　http://www.cotdf.org.cn/。

度短缺,甚至已经成为制约器官移植发展的瓶颈。根据相关部门的统计,目前我国每年因器官衰竭而需要移植的患者超过 30 万人,而且等待名单上的数量更是逐年增多,然而每年仅有数万甚至是数千名患者有机会得到器官移植。就肝脏、肾脏与心脏等待者数量而言,截至2019 年,全国仍有 4 763 名患者正等待肝移植,47 382 名患者正等待肾移植,338 名患者正等待心脏移植。没有供体,也就没有器官移植。为了解决这一问题,各界也是各尽所能,不断努力。第一,是加大力度推广公民器官捐献,虽然已经有一定的成果,但是该方法并不能瞬间取得效果,其更多的是逐步取得效果;第二,是开展利用扩展边缘供体的移植,如心脏死亡供者(donor of cardiac death,DCD)器官,就目前而言该方法是有效的方法之一,但是这类型供体的器官质量相对较差,而且弃用率相对较高,术后恢复等方面也会受到一定的影响;第三,是发展新技术,如 3D 打印技术模拟人体器官等,但是这类型的方法还处于实验阶段,仍需要大量的研究来证明其可行性;第四,是使用异种动物的器官进行移植,但目前异种移植存在严重的排斥反应,仍需要更多的时间和实验去攻克众多方面的难题。

(二) 缺血再灌注损伤问题

器官在中断供体血液供应时就会不可避免地出现缺血。一般情况下,在获取供体器官时,先经历一段短暂的热缺血,然后在低温保存液中经历一段漫长的冷缺血期,最后在植入受体后器官的缺血过程结束,在该过程中肝细胞缺乏氧气和营养物质,导致细胞内能量含量水平降低、有害物质增加,进而损害肝细胞正常功能。在血运重建后,器官重新获得血流以及氧气供应,但这对于此前经受过缺血器官是更进一步的打击,其会产生大量活性氧自由基,攻击重新获得血液供应的细胞,加重器官的损伤,这种病理现象被称为缺血再灌注损伤(ischemia reperfusion injury,IRI)。IRI 是一个复杂的病理生理过程,其中包括细胞死亡程序激活、内皮功能障碍、转录重编程,以及固有和适应性免疫系统的激活缺血再灌注等过程。

IRI 在最初的缺血阶段是由受影响器官或组织的血液停止流动造成的,这导致氧和营养传递之间不匹配,而细胞从有氧代谢转变为无氧代谢,这导致三磷酸腺苷(adenosine triphosphate,ATP)产生减少和由乳酸产生导致的细胞内酸中毒,继而导致溶酶体、线粒体、细胞膜等出现功能障碍。如果细胞过度进行无氧代谢,那么将会造成细胞甚至组织器官不可逆的损伤或坏死。接下来的再灌注阶段,一方面,尽管通过恢复血流来挽救存活的缺血组织,克服了缺血损伤,氧水平逐渐增加,pH 也恢复正常。另一方面,细胞内钙离子浓度进一步升高,导致钙超载,进而造成细胞结构损伤和细胞死亡;而且在再灌注期间正常氧气的恢复可能会导致线粒体产生大量的活性氧(reactive oxygen species,ROS),ROS 通过蛋白质羰基化或脂质过氧化激活各种有害途径。其可以引起氧化应激并且与一氧化氮(nitric oxide,NO)相互作用形成活性氮(reactive nitrogen species,RNS),ROS 和 RNS 可导致细胞功能障碍、血管张力受损,以及细胞膜、细胞骨架和 DNA 的损伤等,还可以参与其他重要的 ROS 代谢包括嘌呤代谢、血红素降解为胆红素释放铁和一氧化碳等途径,也会加剧 IRI 对器官组织的损害。而且再灌注中产生的有害物质有可能作为损伤相关分子模式(damage associated molecular patterns,DAMPS)导致免疫反应的增强,甚至发生急性排斥反应以及炎症的进一步加剧损伤。最后,IRI 会导致器官组织细胞的坏死、凋亡、自噬等。

尽管不同的器官在 IRI 上存在敏感性、严重性和可逆性方面的特异性差异,但这上述的概念及其潜在的分子机制适用于所有主要器官。然而不同的器官对 IRI 的耐受程度并不一致。大脑和心脏代谢能力强,血流供应和耗氧量都很大,是对 IRI 十分敏感的器官;肾脏也是一个对 IRI 十分敏感的器官,近端肾小管细胞对氧合变化更是敏感;肝脏可能因细胞内储存着大量的糖类,相对于其他器官而言,对 IRI 有一定的抵抗能力。

在移植过程中 IRI 导致相关器官临床上的损伤,在一定程度上影响移植器官的功能,导致严重的损伤甚至死亡。对于心脏而言,移植心脏的原发性移植物功能不全与 IRI 有关,表现为全面的双心室功能障碍,可以引起较轻的舒张功能障碍,甚至较严重的进行性收缩功能低下,导致移植患者出现心力衰竭,甚至心肌梗死;对于肝脏而言,早期原发性移植物功能不全或原发性移植物无功能通常归因于 IRI,而且肝脏胆管的损伤,如胆管非吻合口狭窄(nonanastomotic biliary stenosis,NABS)等,也与器官缺血息息相关;对于肾脏而言,急性肾损伤、慢性肾损伤、延迟性移植物功能障碍,甚至导致移植患者需要进行透析治疗;对于肺脏而言,IRI 可以导致原发性移植物功能不全、急性肺水肿、闭塞性细支气管炎以及相关的血管并发症等;对于胰腺而言,IRI 可以导致胰腺损伤或胰腺炎,严重时甚至导致坏死性胰腺炎。

为了减轻 IRI 对移植器官的影响,人们进行了各种研究。人们开始研发各种抗炎、抗氧化的相关药物来抵抗缺血再灌注时各种炎症因子的产生以及减缓氧化应激的发生,如核转录因子红系 2 相关因子 2(nuclear factor-erythroid 2-related factor 2,Nrf2)激动剂、C3a 受体拮抗剂等,也有实验证明使用间充质干细胞(mesenchymal stem cell,MSC)能降低 IRI。但是要想真正解决 IRI 这一致命的问题,从本质上来说就需要尽可能缩短器官缺血时间,甚至使器官在没有受到 IRI 的状态之下进行移植。何晓顺教授团队创立的无缺血器官移植技术体系从根本上解决了这一难题,目前已经应用于肝脏、肾脏以及心脏移植领域,未来一定会取得更进一步的发展。

(三)器官移植后排斥反应问题

尽管如今器官移植已经有了长足的进步,排斥反应仍然是移植中无法完全解决的问题。移植排斥反应是指受者进行同种异体组织或器官移植后,因为来自宿主或供体的抗原会引起免疫反应,外来的组织或器官等移植物作为一种"异己成分"被受者免疫系统识别,后者发起针对移植物的攻击、破坏和清除的免疫反应,进而导致同种异体移植物功能障碍。同种异体移植中,排斥反应主要分为两种基本类型:宿主抗移植物反应(host versus graft reaction,HVGR)和移植物抗宿主反应(graft versus host reaction,GVHR)。GVHR 主要是由于进行移植的患者免疫力极度低下,而移植物中丰富的免疫活性细胞则将受者细胞视为非己抗原,对其发生免疫应答,主要发生在骨髓移植中,是骨髓移植成功的主要障碍,也可见于脾、胸腺和小肠移植;而 HVGR 是实体器官移植的主要障碍,是受者对供者组织器官产生的排斥反应。

根据发生排斥反应的时间及排斥反应的病理特点,可将排斥反应分为超急性排斥反应、急性排斥反应和慢性排斥反应。①超急性排斥反应:一般发生在移植后 24 小时内,该反应是由受者体内预先存在抗供者组织抗原的抗体(如人类白细胞抗原抗体,ABO 抗体等)导致。外来抗原迁移到同种异体移植物中,导致炎症细胞聚集,引发血小板聚集和组织坏死。其主要由体液免疫介导,其反应发生迅速、强烈、不可逆转。②急性排斥反应:是排斥反应最常见的一种类型,一般在移植的数周或数月后发生,这种形式的排斥是由同种异体抗体和同种异体反应性 T 细胞引起的,异源反应性 CD8⁺T 细胞通过细胞毒性机制直接攻击和破坏移植器官。同种异体抗体在这种形式的排斥反应中也有作用,临床上表现为发热、全身不适,移植物肿大和疼痛同时伴有移植物功能突然减退。③慢性排斥反应:一般在移植后数月至数年发生,进展缓慢,常呈隐匿性,移植物功能逐渐减退或丧失,是影响移植器官长期存活的主要障碍。其一般是以体液免疫为主,其病变特征是组织结构损伤、纤维增生和血管平滑肌细胞增生,导致移植器官功能进行性丧失,其是影响移植器官长期存活的主要因素。

目前人们已发现了多种参与器官移植免疫排斥的移植抗原,其中包括主要组织相容性复合体(major histocompatibility complex,MHC)、次要组织相容性抗原、ABO 血型抗原和单核细胞/内皮细胞抗原。其中,供体细胞表面表达的 MHC 分子是免疫应答的主要靶点。根据免疫排斥的发生机制,其主要可以分为细胞介导的免疫和抗体介导的免疫。①细胞介导的免疫排斥反应:通常表现为急性排斥反应,依赖于基于细胞的排斥反应,通过直接或间接的抗原识别和连续的 T 细胞启动。人们普遍认为 T 细胞在器官移植免疫排斥反应中起着重要作用,如在小鼠移植模型中,当 T 细胞耗尽时,既没有急性排斥反应,也没有慢性排斥反应。受体 T 细胞可以被供体抗原直接或间接地激活。CD4⁺T 细胞识别 MHC-Ⅱ,CD8⁺T 细胞识别 MHC-Ⅰ,识别并提呈相关抗原后,驱动异源反应性 T 细胞的激活,并迅速分裂和分化为细胞毒性 T 淋巴细胞,经过一系列免疫反应后,细胞毒性 T 淋巴细胞迁移至移植物中,并特异性识别靶细胞,通过释放穿孔素等细胞毒性物质促进炎症细胞反应增加以及移植物细胞凋亡。②抗体介导的免疫排斥反应:主要是由同种异体抗体作用于移植物内皮细胞表面的抗原导致。已存在的同种异体抗体最常见的抗原靶点是不匹配的 MHC,而 ABO 不相容抗原、不匹配的次要组织相容性抗原和不相容的单核细胞/内皮细胞抗原也被证明有助于排斥。同种异体抗体介导的组织损伤主要通过补体固定以及抗体依赖的细胞毒性的方式发生,抗体 Fc 区域与自然杀伤细胞和巨噬细胞受体结合,刺激这些细胞诱导供体细胞死亡。这些抗体的存在、补体和凝血级联的激活可导致血管血栓形成和梗死,从而导致超急性排斥反应和移植物失功。

因为排斥反应的存在,免疫抑制剂的开发在器官移植的进展中起着举足轻重的作用。毫无疑问,免疫抑制剂的发展是器官移植取得进展性突破的必要环节。目前应用于移植后排斥反应的药物有硫唑嘌呤、环孢素 A、西罗莫司、他克莫司及皮质激素等。目前,大多数移植受者采用免疫抑制剂和生物制剂联合治疗,以控制移植器官的排斥反应。尽管人们在排斥反应方面作出了巨大的努力,但其仍然是器官移植不可避免的一个问题。①临床上使用的免疫抑制方案已经能显著减少急性排斥反应的发生,但是晚期移植物失功的发生率变化不大,其常为慢性排斥反应导致。器官移植后排斥反应仍然是患者移植后死亡的一大原因。

②人体的免疫系统具有区分自我与非我的功能,其对自身组织抗原的免疫耐受和对外来抗原的免疫应答和清除是一种自身的保护反应;然而对移植受者来说,这种本能的自我保护却与移植器官的功能形成了一对矛盾。目前使用的免疫抑制剂是治疗威胁移植器官的功能及存活的免疫排斥必要一环,而免疫抑制剂的使用势必会进一步减弱移植后患者的免疫力,增加患者对病原体以及肿瘤的易感性,导致感染和肿瘤的发生,严重时甚至可能导致患者死亡。③移植后的患者需要终身服用免疫抑制剂以防止出现排斥反应,然而任何免疫抑制剂都会有一定的副作用,如心血管异常、肝损伤、肾功能障碍等,长期服用必然会导致不良事件的发生。

(四) 其他问题

器官移植除了上述所提到的 3 个问题之外,还存在诸多的问题需要解决。移植器官的功能评估,是判断器官能否用于移植的主要手段,但迄今为止,各个器官并没有一个确切的评判标准,证明该器官是适合进行移植的;移植术后的并发症,如出血、感染,原发性移植物无功能、肝移植后的胆道并发症、肾移植后的尿瘘等,目前也缺乏有效的预防措施以及治疗策略;器官捐献的伦理问题,也逐渐成为人们的关注焦点等。

三、器官移植的希望与未来

器官移植为终末期器官衰竭患者带来了福音,而移植物的保存方法——机械灌注(machine perfusion,MP),更为等待移植的患者带来了希望。以往甚至是现在,静态冷保存(static cold storage,SCS)依旧是最简单的移植器官保存方法,但其必然导致器官损伤,不能满足目前越来越多扩展标准供体的边缘器官的使用。随着扩大标准供体(extended criteria donors,ECD)的边缘器官的使用,SCS 并不能对其进行有效的保存,因此科学家们可以寻找更有效的器官保存方法。器官保存是从体外循环的原始概念发展而来的,体外循环这一词是在 1812 年 Cesar Julien Jean Le Gallois 的专著中首次出现。他推测,如果心脏可以持续地灌注,并为器官提供足够的血液,不管是自然形成还是人为制造的,这样有可能无限期地保存体内任何一部分。1849 年,德国科学家 Carl Eduard Loebell 第一次描述了在离体猪肾上进行的灌注实验。1885 年,Max Von Frey 和 Max Gruber 建立了第一个封闭的人工循环系统,它与今天的 MP 系统有许多相似之处。1935 年,Lindbergh 和 Carrel 设计了一种用玻璃制成的灌注泵,该装置可以进行体外灌注并且能够保存甲状腺。动物模型的离体机器保存肝移植最早由 Brettschneider 等在 1967 年报道,并由 Starzl 应用于第一批人肝移植。从此 MP 成为临床实践的一部分,其主要目标是延长供受体的交叉匹配和器官运输的保存时间。但是,在 20 世纪 80 年代末,Folkert Belzer 和 James Southard 开发的威斯康星大学(University of Wisconsin)溶液——UW 液,提高了保存时间,并且 SCS 是一种更廉价、更简单的器官保存方式,且不会很大程度上影响供体器官的质量,因此人们对 MP 的兴趣降低了。后来,由于器官短缺迫使更频繁地使用扩展标准供体器官,很多临床研究表明 MP 能够产生更好的短期结果。更甚,在 2002 年,Brasile 等研究了在延长热缺血时间的犬自体肾移植模型中移植物的功能。他发现常温机械灌注（normothermic machine perfusion，NMP）后的所有肾脏都具有功能。随着扩大标准供体器官使用的增多，NMP 变得越来越重要。2011 年 NMP 首次用于人类肾移植并取得成功。因此，越来越多人开始对 NMP 感兴趣，并且对其进行研究。无缺血器官移植便是 NMP 的发展产物。

高质量捐赠器官的供应对移植至关重要，器官保存技术是器官移植过程中的重要内容，决定了移植器官的价值。MP 更能够判断扩展标准供体移植物是否适合移植，并且在很大程度上解决了移植物短缺的问题。

器官移植已然成为治疗终末期器官衰竭的最有效方法。然而，器官短缺、IRI、移植后排斥反应等问题，仍然困扰着我们。为了继续为等待移植的患者架起延续生命的"桥梁"，需要各个领域科学家的不断努力。无缺血器官移植作为一种新兴的器官移植方法，可有效地避免 IRI 带来的危害，为人类的器官移植事业开拓新的道路。未来应扩大无缺血器官移植的应用，有效地将其优势发挥在各个器官的移植上，并且要拓宽扩大标准供体器官的应用，为正在等待器官移植的患者提供数量更多且质量更高的器官。

（赵　强　李嘉浩）

参考文献

［1］何晓顺, 鞠卫强, 朱泽斌. "无缺血"器官移植时代的来临与展望 [J]. 中华普通外科学文献 (电子版), 2018, 12 (2): 73-75.

［2］GROTH C G, BRENT L B, CALNE R Y, et al. Historic landmarks in clinical transplantation: conclusions from the consensus conference at the University of California, Los Angeles [J]. World J Surg, 2000, 24 (7): 834-843.

［3］黄洁夫. 我国肝移植的现状与展望 [J]. 中华器官移植杂志, 2000, 21 (2): 4.

［4］黄洁夫, 陈规划, 陈秉学, 等. 体外静脉转流下进行的原位肝移植术 [J]. 中山医科大学学报, 1994, 15 (2): 115-119.

［5］HE X S, CHEN G D, ZHU Z B, et al. The first case of ischemia-free kidney transplantation in humans [J]. Front Med (Lausanne), 2019, 6: 276.

［6］HE X S, GUO Z Y, ZHAO Q, et al. The first case of ischemia-free organ transplantation in humans: a proof of concept [J]. Am J Transplant, 2018, 18 (3): 737-744.

［7］黄洁夫. 创建符合中国国情的器官捐献与移植体系 [J]. 中华外科杂志, 2013, 51 (1): 1-3.

［8］黄洁夫, 叶启发. 建立中国模式的公民器官捐献体系, 为人民群众提供高质量的器官移植医疗服务 [J]. 武汉大学学报 (医学版), 2017, 38 (6): 861-865.

［9］黄洁夫, 王海波, 郑树森, 等. 依法治国, 推进中国器官移植事业改革 [J]. 中华医学杂志, 2014, 94 (48): 3793-3795.

［10］ZHAO H L, ALAM A, SOO A P, et al. Ischemia-reperfusion injury reduces long term renal graft survival: mechanism and beyond [J]. EbioMedicine, 2018, 28: 31-42.

［11］FERNANDEZ A R, SANCHEZ-TARJUELO R, CRAVEDI P, et al. Review: ischemia reperfusion injury-a translational perspective in organ transplantation [J]. Int J Mol Sci, 2020, 21 (22): 8549.

［12］ NIEUWENHUIJS-MOEKE G J, PISCHKE S E, BERGER S P, et al. Ischemia and reperfusion injury in kidney transplantation: relevant mechanisms in injury and repair [J]. J Clin Med, 2020, 9 (1): 253.

［13］ KAKO K, KATO M, MATSUOKA T, et al. Depression of membrane-bound Na+-K+-ATPase activity induced by free radicals and by ischemia of kidney [J]. Am J Physiol, 1988, 254 (2 Pt 1): C330-C337.

［14］ LI C Y, JACKSON R M. Reactive species mechanisms of cellular hypoxia-reoxygenation injury [J]. Am J Physiol Cell Physiol, 2002, 282 (2): C227-C241.

［15］ KINROSS J, WARREN O, BASSON S, et al. Intestinal ischemia/reperfusion injury: defining the role of the gut microbiome [J]. Biomark Med, 2009, 3 (2): 175-192.

［16］ SALVADORI M, ROSSO G, BERTONI E. Update on ischemia-reperfusion injury in kidney transplantation: pathogenesis and treatment [J]. World J Transplant, 2015, 5 (2): 52-67.

［17］ MARTIN J L, GRUSZCZYK A V, BEACH T E, et al. Mitochondrial mechanisms and therapeutics in ischaemia reperfusion injury [J]. Pediatr Nephrol, 2019, 34 (7): 1167-1174.

［18］ GRIENDLING K K, TOUYZ R M, ZWEIER J L, et al. Measurement of reactive oxygen species, reactive nitrogen species, and redox-dependent signaling in the cardiovascular system: a scientific statement from the american heart association [J]. Circ Res, 2016, 119 (5): e39-e75.

［19］ FORSTERMANN U, CLOSS E I, POLLOCK J S, et al. Nitric oxide synthase isozymes. Characterization, purification, molecular cloning, and functions [J]. Hypertension, 1994, 23 (6 Pt 2): 1121-1131.

［20］ RYTER S W, MORSE D, CHOI A M. Carbon monoxide and bilirubin: potential therapies for pulmonary/vascular injury and disease [J]. Am J Respir Cell Mol Biol, 2007, 36 (2): 175-182.

［21］ ZHANG Q, RAOOF M, CHEN Y, et al. Circulating mitochondrial DAMPs cause inflammatory responses to injury [J]. Nature, 2010, 464 (7285): 104-107.

［22］ KANG J W, KIM S J, CHO H I, et al. DAMPs activating innate immune responses in sepsis [J]. Ageing Res Rev, 2015, 24 (Pt A): 54-65.

［23］ ANDREW J, MACDONALD P. Latest developments in heart transplantation: a review [J]. Clin Ther, 2015, 37 (10): 2234-2241.

［24］ KURA B, SZEIFFOVA B B, KALOCAYOVA B, et al. Oxidative stress-responsive micrornas in heart injury [J]. Int J Mol Sci, 2020, 21 (1): 358.

［25］ BANAEI S, REZAGHOLIZADEH L. The role of hormones in renal disease and ischemia-reperfusion injury [J]. Iran J Basic Med Sci, 2019, 22 (5): 469-476.

［26］ LAUBACH V E, SHARMA A K. Mechanisms of lung ischemia-reperfusion injury [J]. Curr Opin Organ Transplant, 2016, 21 (3): 246-252.

［27］ SAKORAFAS G H, TSIOTOS G G, SARR M G. Ischemia/reperfusion-induced pancreatitis [J]. Dig Surg, 2000, 17 (1): 3-14.

［28］ FUJIMOTO K, HOSOTANI R, WADA M, et al. Ischemia-reperfusion injury on the pancreas in rats: identification of acinar cell apoptosis [J]. J Surg Res, 1997, 71 (2): 127-136.

［29］ PATEL P M, CONNOLLY M R, COE T M, et al. Minimizing ischemia reperfusion injury in xenotransplantation [J]. Front Immunol, 2021, 12: 681504.

［30］ LE MOINE A, GOLDMAN M, ABRAMOWICZ D. Multiple pathways to allograft rejection [J]. Transplantation, 2002, 73 (9): 1373-1381.

［31］ RAMACHANDRAN V, KOLLI S S, STROWD L C. Review of graft-versus-host disease [J]. Dermatol Clin, 2019, 37 (4): 569-582.

［32］ STOLP J, ZAITSU M, WOOD K J. Immune tolerance and rejection in organ transplantation [J]. Methods Mol Biol, 2019, 1899: 159-180.

［33］ ALEGRE M L, FLORQUIN S, GOLDMAN M. Cellular mechanisms underlying acute graft rejection: time for reassessment [J]. Curr Opin Immunol, 2007, 19 (5): 563-568.

［34］ LIBBY P, POBER J S. Chronic rejection [J]. Immunity, 2001, 14 (4): 387-397.

［35］ COZZI E, COLPO A, DE SILVESTRO G. The mechanisms of rejection in solid organ transplantation [J]. Transfus Apher Sci, 2017, 56 (4): 498-505.

［36］ VON ANDRIAN U H, MACKAY C R. T-cell function and migration. Two sides of the same coin [J]. N Engl J Med, 2000, 343 (14): 1020-1034.

［37］ ETRA J W, RAIMONDI G, BRANDACHER G. Mechanisms of rejection in vascular composite allotransplantation [J]. Curr Opin Organ Transplant, 2018, 23 (1): 28-33.

［38］ ADAMS A B, WILLIAMS M A, JONES T R, et al. Heterologous immunity provides a potent barrier to transplantation tolerance [J]. J Clin Invest, 2003, 111 (12): 1887-1895.

［39］ 王长希, 刘龙山. 抗体介导的排斥反应——任重道远, 攻坚克难 [J]. 中华器官移植杂志, 2019, 40 (8): 449-451.

［40］ HALLORAN P F. Immunosuppressive drugs for kidney transplantation [J]. N Engl J Med, 2004, 351 (26): 2715-2729.

［41］ 许晓光, 石炳毅, 蔡明. 移植排斥反应中若干问题的思考 [J]. 医学与哲学, 2008, 29 (6): 1-2; 8.

［42］ ANDOH T F, BURDMANN E A, BENNETT W M. Nephrotoxicity of immunosuppressive drugs: experimental and clinical observations [J]. Semin Nephrol, 1997, 17 (1): 34-45.

［43］ BRUGGENWIRTH I, VAN LEEUWEN O B, PORTE R J, et al. The emerging role of viability testing during liver machine perfusion [J]. Liver Transpl, 2022, 28 (5): 876-886.

［44］ JING L, YAO L, ZHAO M, et al. Organ preservation: from the past to the future [J]. Acta Pharmacol Sin, 2018, 39 (5): 845-857.

［45］ LIU Q, NASSAR A, FARIAS K, et al. Comparing normothermic machine perfusion preservation with different perfusates on porcine livers from donors after circulatory death [J]. Am J Transplant, 2016, 16 (3): 794-807.

［46］ BOETTCHER W, MERKLE F, WEITKEMPER H H. History of extracorporeal circulation: the conceptional and developmental period [J]. J Extra Corpor Technol, 2003, 35 (3): 172-183.

［47］ ŠUŠAK S, REDŽEK A, ROSIĆ M, et al. Development of cardiopulmonary bypass-a historical review [J]. Srp Arh Celok Lek, 2016, 144 (11-12): 670-675.

［48］ BRETTSCHNEIDER L, DALOZE P M, HUGUET C, et al. Successful orthotopic transplantation of liver homografts after eight to twenty-five hours preservation [J]. Surg Forum, 1967, 18: 376-378.

［49］ MARECKI H, BOZORGZADEH A, PORTE R J, et al. Liver ex situ machine perfusion preservation: a review of the methodology and results of large animal studies and clinical trials [J]. Liver Transpl, 2017, 23 (5): 679-695.

［50］ PLOEG R J, GOOSSENS D, MCANULTY J F, et al. Successful 72-hour cold storage of dog kidneys with UW solution [J]. Transplantation, 1988, 46 (2): 191-196.

［51］ MOERS C, SMITS J M, MAATHUIS M H, et al. Machine perfusion or cold storage in deceased-donor kidney transplantation [J]. N Engl J Med, 2009, 360 (1): 7-19.

［52］ BRASILE L, STUBENITSKY B M, BOOSTER M H, et al. Overcoming severe renal ischemia: the role of ex vivo warm perfusion [J]. Transplantation, 2002, 73 (6): 897-901.

[53] HOSGOOD S A, NICHOLSON M L. First in man renal transplantation after ex vivo normothermic perfusion [J]. Transplantation, 2011, 92 (7): 735-738.

[54] DETELICH D, MARKMANN J F. The dawn of liver perfusion machines [J]. Curr Opin Organ Transplant, 2018, 23 (2): 151-161.

[55] WEISSENBACHER A, VRAKAS G, NASRALLA D, et al. The future of organ perfusion and re-conditioning [J]. Transpl Int, 2019, 32 (6): 586-597.

[56] MARTINS P N, BUCHWALD J E, MERGENTAL H, et al. The role of normothermic machine perfusion in liver transplantation [J]. Int J Surg, 2020, 82S: 52-60.

第二章
无缺血器官移植的理念

　　器官移植作为涵盖医学、药理、法律、伦理等多学科内容的综合学科，是衡量一个国家或地区整体医学实力的主要标准之一，也是社会发展水平及文明程度的重要标志。现今中国综合国力跃居世界第二，各行各业繁荣昌盛。在这样的大时代背景下，我国已具备独立开展各类器官移植技术的能力，移植种类、移植数量及移植疗效已接近或达到世界先进水平，部分器官移植技术已处于世界领先水平。

　　器官移植从神话变成现实，历经漫长实验探索和临床实践，实现从无到有并逐渐发展。自1954年Joseph Murray实施医学史上第一例同卵双生兄弟肾移植以及1963年Thomas Starzl成功完成世界首例人同种异体肝移植以来，器官移植领域在过去60多年取得了令人瞩目的成就，但是器官移植技术始终存在一个"先天缺陷"，即器官中断血流后再复流导致的缺血再灌注损伤。越是维持生命活动必不可少的重要器官，如心脏和肝脏，对缺血再灌注损伤的耐受性越差。

　　缺血再灌注损伤是一个由多种因素影响和相互作用引发的复杂的病理生理过程，涉及细胞死亡、ATP耗竭、酸中毒、钙超载、微循环障碍、细胞水肿和炎症因子及免疫系统激活，组织细胞转录水平、蛋白水平和组织微环境都会发生剧烈改变。器官冷缺血保存阶段，缺血、缺氧会引起肝细胞的ATP耗竭、Na^+-K^+-ATP酶活性下降，从而导致能量相关物质转运障碍，进而导致细胞内外电解质紊乱，细胞内代谢废物堆积。此外，缺血还可以特异性地损伤内皮细胞，这是术后发生血管、胆道并发症的重要原因。器官再灌注初期，冷保存阶段产生的黄嘌呤氧化酶和复流后的供氧结合生成活性氧，会刺激趋化因子、炎症因子释放，募集和激活巨噬细胞和中性粒细胞持续地产生活性氧。活性氧可以导致蛋白质、核苷酸及各类脂质发生过氧化反应，引起一系列损伤，包括核苷酸断裂、细胞膜通透性改变和多种酶失活。此外，还会引起微血管内皮细胞损伤和微循环功能障碍。再灌注后期，被激活的免疫细胞还能直接介导肝损伤。由此可见，缺血再灌注损伤导致移植物出现两次损害，在移植早期，缺血再灌注损伤会引起原发性移植物无功能、移植物功能延迟恢复；在移植后期，还会通过激活炎症相关信号通路诱导急性、慢性排斥或缺血性胆道疾病，影响移植物的长期功能。因此，研究器官缺血再灌注损伤的机制和干预措施已成为器官移植领域经久不衰的热点。多年来科学家们已经作出了很大的努力,力求减轻缺血再灌注损伤,每年多达数千篇论文发表,相关方法包括缺血预处理以增加组织对缺血的耐受性;补充代谢底物使组织在缺血期间维持细胞活力;运用治疗性气体,包括氢气、一氧化氮和一氧化碳;阻断 ATP 释放或 ATP 受体信号转导;抑制涉及缺血再灌注损伤的微 RNA(microRNA,miRNA);干细胞和基因治疗方法等。然而,这些方法仍然不能从根本上避免移植器官遭受缺血再灌注损伤。究其原因,以上各种方法和手段并没有解决器官移植的"先天缺陷"——器官在移植过程中不可避免地中断血流。因此,几乎所有研究者都认为缺血再灌注损伤是器官移植必须付出的代价,是理所当然和无法避免的,形成了器官移植领域发展几十年以来的思维定式:器官离体要保持活力,只有通过冷保存降低代谢。从来没有人想过从源头上解决器官移植中血流中断的问题。器官移植领域 60 多年来的研究,没有根本的突破,缺血再灌注损伤成为现有技术体系无法避免的缺陷。中山大学附属第一医院器官移植中心何晓顺团队结合多年临床实践提出设想:既然器官缺血是缺血再灌注损伤的根本原因,若能做到在移植全程中不中断器官血流,这样就能从根本上避免器官缺血,器官缺血再灌注损伤难题将不攻自破。无缺血器官移植的理念随之而来。但一旦离断血管,如何维持器官血供,如何做到在移植全过程中不中断血流等问题,仍有待解决。

　　机械灌注是近年来临床应用的器官保存新技术,并取得了良好的效果。机械灌注根据灌注的温度可以分为低温机械灌注(HMP)、低温有氧机械灌注(HOPE)、亚低温机械灌注(subnormothermic machine perfusion,SNMP)、常温机械灌注(normothermic machine perfusion,NMP)。HMP 和 HOPE 的灌注温度是 0~10℃,使用无细胞的灌注液在低压下灌注。在现有技术体系下,HMP 和 HOPE 安全性高,因为出现机械故障时,低温对器官仍然可以起到保护作用。但 HMP 的缺点同样明显,在灌注期间不产生胆汁,无法准确评估脏器功能,对脏器的修复作用也相对有限。相比较而言,SNMP 和 NMP 在亚低温或常温下进行,更符合器官的生理环境,能很好地满足离体器官的代谢活动,在灌注的同时可以通过灌注液的血气分析及成分分析实时评估器官功能,因而比 HMP、HOPE 更有优势,但 NMP 灌注液中需要血细胞或红细胞代用品,成本较高,操作相对复杂,对灌注团队的经验要求较高,一旦因为操作失败或机器故障,很容易导致器官遭受热缺血损伤。实际上在器官移植的早期就已经出现了机械灌注的仪器设备和理念,但是由于仪器笨重、不便携、成本高等原因而无法在临床大规模应用。并且随着灌注液和冷保存液的研发,这种低成本和便捷的方法使静态冷保存的方法成为体外器官保存的标准手段,使器官保存运输成为可能,机械灌注保存器官因此暂时不再被临床医师和研究者青睐。但是,器官在这种传统的冷灌注获取、冷保存、冷植入、再灌注复温的移植程序中遭受多次严重的缺血、低温、再灌注的创伤打击,常因为冷保存时间过长、复流后综合征、移植物失功等原因影响移植疗效甚至导致受者死亡。而因为更加不能耐受长时间冷缺血和复流的扩大标准供体的大规模使用,静态冷保存方法的缺陷和局限性更加凸显,于是机械灌注重新获得临床医师和研究者的关注,并逐渐成为研究的热点。相对静态冷保存,机械灌注可以在保存阶段给离体器官提供代谢底物、氧气,带走代谢产物等,并在缩短冷保存时间的同时,保持并可持续监测离体器官的功能状态。再加上医学工程学科的发展进步,再机械灌注仪器设备逐步变得更加便携、稳定可靠的背景下,机械灌注有望成为器官保存的常规方式之一。

近年来,离体机械灌注保存技术在器官移植领域的研究取得了重大进展,在临床实践中是完全可行的。在机械灌注出现的早期,其被用于供体局部的灌注,建立灌注之后可以停止心脏死亡供者的循环支持,可起到减少胆道并发症的作用。在保存和运输阶段的机械灌注称为体外机械灌注,是供肝在冷灌注获取进入冷保存之后,到移植前进行的体外机械灌注,这种灌注方法可以大大缩短冷保存时间,对扩展性供肝有很大的保护作用,甚至可以起修复的作用。在进一步的动物实验和临床试验中,已经证明 HOPE 可减轻同种异体移植物的缺血再灌注损伤并改善移植预后。最近一项关于 DCD 供肝的多中心随机对照试验结果表明,采用 HOPE 后,肝移植术后的非吻合口狭窄发生率从 18% 降低至 6%,复流后综合征发生率从 27% 降低至 12%,早期移植物功能不全发生率从 40% 降低至 26%。NMP 技术在供体器官使用中的安全性和可行性也在临床前研究中得到了验证,一些 NMP 保存供体肝脏的临床试验已经在东亚、欧洲和北美展开。NMP 移植物具有代谢活性,在灌注过程中可以根据需要调节灌注参数,同时可以通过活检和灌注液的生化指标来判断供体器官是否适合移植给受者。NMP 灌注液的必要成分中包含携氧剂、营养物质、抗生素、抗血栓药物等,同时研究者也尝试在灌注体系中加入间充质干细胞等治疗成分,以达到修复器官的目的。当前的研究表明 NMP 不仅可以进行体外评估移植物活力,同时可以在 NMP 期间进行受损器官的功能修复。这些灌注期间的灌注参数及修复功能,对外科医师判断和利用扩大标准供体移植物具有重要的临床意义。NMP 目前已在临床实践中成功地应用于肺、肝、肾和心脏移植。但从此前学界的实践来看,机械灌注终归只是一个保存手段,机械灌注前后的器官离体缺血保存依然存在,器官移植技术体系没有颠覆,只能说是中间一个保存环节有进展和获益,但是技术体系没有根本改变。尤其是 NMP 会有两次的缺血再灌注损伤,"二次打击"很大程度上抵消了保存阶段带来的获益,单纯机械灌注的积极意义相当有限。

解决离体器官没有供血的问题,是实现无缺血器官移植的先决条件,但需要自主研发器官养护装置,探索离体器官养护技术以取代冷保存技术。经过总结前人机械灌注的经验和中山大学附属第一医院何晓顺课题组 10 年来的大动物实验探索,我们研制出了全球首台体外多器官维护系统,可替代人体为离体器官创造接近生理状态的灌注压力、流量、温度、氧合及营养支持。多器官维护系统虽然解决了器官保存阶段的器官缺血问题,但器官获取及植入阶段必然要涉及器官供血与引流血管的离断及再吻合,如何保证在上述复杂的手术过程中器官血流分秒都不中断是我们要解决的第二个难题。解剖学中肝脏的动脉系统存在多个三通汇合结构给了我们充分的提示,于是我们进行大胆的尝试,巧妙地利用供肝血管的天然分支及利用自体血管搭桥的血管外科技术与体外多器官维护系统相连,建立一套独立于供体的器官体外循环。上百次的小型猪肝获取和移植实验让我们摸索出一套完备的流程,在供肝获取时,游离肝动脉至腹腔干,将脾动脉远端离断、近端插管与系统的动脉灌注管连接;

取髂外静脉一段作为桥接血管与门静脉主干行端侧吻合,在桥接血管插管与系统的门静脉灌注管连接;肝下下腔静脉插管,与系统引流管连接。通过建立门静脉、肝动脉灌注以及下腔静脉引流的三通结构,一端连接供肝,一端连接供体的体内循环系统,一端连接体外多器官维护系统。在阻断供肝体内循环、离断供肝血管的同时即启动备用体外循环,从而保证获取过程供肝血流不中断。供肝离体后放置在体外多器官维护系统中进行连续、常温、氧合血供机械灌注保存,经过灌注及修复后若符合质控标准,则开始受体手术。在供肝植入时,利用血管夹阻断供肝的肝上下腔静脉、门静脉主干及腹腔干远端,在维持体外多器官修复系统对器官供血的条件下,分别与受体相应血管进行吻合。吻合结束后恢复受体对供肝的体内循环系统灌注,停用体外常温机械灌注支持,完成供肝的植入,从而保证植入过程中供肝血供不中断。

经过充分的临床前期准备,我们在 2017 年 7 月 23 日成功实施了全球首例无缺血肝移植术,并且受体术后恢复比传统肝移植手术更快更好,初步证明了无缺血器官移植的安全性、可行性和优越性。随后我们进一步临床实践,已经把无缺血肝移植技术常规应用于临床,迄今已成功完成 97 例。临床结果符合预期,与同期进行的传统冷移植技术相比,无缺血肝移植术后的肝功能指标峰值、术后恢复时间、早期移植物功能不全和原发性移植物无功能发生率均有明显降低。由于整个移植过程中器官保持正常的血供与温度,避免了传统冷移植中低温、全身炎症反应对心、肺、肾等重要脏器功能的影响,几乎完全避免了复流综合征的发生,大大降低了手术风险;对收集的临床样本进行原位组织病理学及多组学的全面检测,在基础层面上证实无缺血肝移植技术基本避免了器官缺血再灌注损伤。由此可见,无缺血肝移植技术呈现出传统冷移植无可比拟的优势,是器官移植技术的一个标志性成就。

接着我们在 2018 年成功实施了全球首例无缺血肾移植,在供肾获取过程中经肾下腹主动脉及肾下下腔静脉插管与体外多器官维护系统连接,在离断供肾血管时立即由体外多器官维护系统为供肾供血并在体外持续常温机械灌注,植入时在维持供肾血供的条件下将供体的肾上腹主动脉和下腔静脉分别与受者的髂外动脉和静脉端侧吻合。实现了在不中断血供的情况下完成了供肾移植全过程,供肾在移植全过程中持续产生尿液。经过前期的探索和准备,无缺血肾移植也已实现从临床尝试到常规应用的跨越。

2021 年 6 月 26 日,我们成功实施了世界首例无缺血心脏移植。采用不停跳供心获取方法——通过升主动脉根部插管与体外多器官维护系统连接,在离断供心血管时立即由体外多器官维护系统提供血供;体外保存时,由体外多器官维护系统持续为冠状动脉提供常温、有氧血流,保护供心功能;植入时,在体外多器官维护系统维持冠状动脉血供下完成升主动脉、左心房、肺动脉和上下腔静脉等心脏血管的吻合。供体心脏在移植全过程始终处于正常跳动状态。

得益于无缺血器官移植理念的提出和实践,可以基本避免无效移植。既往在冷移植阶段,离体器官处于低代谢状态,并不具备正常功能,因此无法进行有效的功能评估,器官质量好坏、能否移植只能依靠移植医师的经验判断,在这种情况下,移植医师标准严格一些就会降低器官的利用率,移植医师标准宽松一些就会增加原发性移植物无功能的风险。作为用于挽救器官终末期疾病患者的供体器官,却缺乏客观并且有效可行的质控标准无疑是令人失望的。为了解决器官质量无法准确评估的难题,基于多器官维护系统建立的离体器官养护平台为离体器官功能检测、评估提供了可能,通过大量的大动物实验和临床弃用供体器官离体灌注实验,中山大学附属第一医院何晓顺团队首次建立了供肝质量的质控标准。基于这个新的质控标准,我们评估了供肝 113 例,符合标准的肝移植后均获成功,无 1 例发生原发性移植物无功能,证实应用该标准可以避免因错判器官活力带来的移植失败或可用器官被弃用,极大地提高了手术的安全性,避免了器官浪费,极大提高了器官的利用率。

此外,无缺血器官移植技术推动了"器官医学"新理念的提出。人体是由行使不同功能的细胞、组织、器官和系统构成。器官不仅是发挥独立生理功能的基本单元,也是各类疾病发生的场所。当今的医学研究与治疗的对象均是基于生物整体或基于细胞、基因水平,前者过于宏观,后者又过于微观,而诸多疾病恰恰是发生发展于器官内。缺乏成熟的离体器官培养技术及相应的理念,生物医学界对于独立的器官功能,器官疾病的发生发展,以及不同器官之间的相互作用知之甚少,导致在研究层面无法精准了解各器官的功能以及各种因素对器官功能的影响,在临床治疗上,一个器官患病,所有的器官都需接受治疗,是临床治疗中的困境。我们在建立了肝、肾、心、肠等多个器官离体养护与修复技术的基础上,提出了"器官医学"新理念,即在器官水平上研究和治疗疾病,并取得一系列的原创性成果。我们率先建立了人类疾病器官模型与研究平台,发明了活器官腔镜、内镜医师培训系统并实现产业化等。"器官医学"原创理念弥补了当今医学研究与治疗方法学上的缺陷,医学研究思维和模式可能取得新的进展。这是医学研究方法学的突破,使未来医学发展有望进入精准研究器官功能及治疗器官疾病的新阶段。

正如无缺血肝移植刚获得成功之后,世界器官移植协会主席 Nancy 在《中华医学杂志》上评价:"我认为无缺血肝移植技术可以拓展至心、肺、肾等移植领域,并可向全球其他地区推广,有着广阔的应用前景。"我们团队已成功开展了肝、肾和心的无缺血器官移植,无缺血器官移植必定走向世界,让所有人受益于这项中国首创的器官移植技术。

(何晓顺)

参考文献

［1］ MORRIS P J. Transplantation--a medical miracle of the 20th century [J]. N Engl J Med, 2004, 351 (26): 2678-2680.

［2］ BLACK C K, TERMANINI K M, AGUIRRE O, et al. Solid organ transplantation in the 21 (st) century [J]. Ann Transl Med, 2018, 6 (20): 409.

［3］ ELTZSCHIG H K, ECKLE T. Ischemia and reperfusion--from mechanism to translation [J]. Nat Med, 2011, 17 (11): 1391-1401.

［4］ JASSEM W, XYSTRAKIS E, GHNEWA Y G, et al. Normothermic machine perfusion (NMP) inhibits proinflammatory responses in the liver and promotes regeneration [J]. Hepatology, 2019, 70 (2): 682-695.

［5］ JAESCHKE H, WOOLBRIGHT B L. Current strategies to minimize hepatic ischemia-reperfusion injury by targeting reactive oxygen species [J]. Transplant Rev (Orlando), 2012, 26 (2): 103-114.

［6］ ZUIDEMA M Y, ZHANG C. Ischemia/reperfusion injury: the role of immune cells [J]. World J Cardiol, 2010, 2 (10): 325-332.

［7］ VAN BEEKUM C J, VILZ T O, GLOWKA T R, et al. Normothermic machine perfusion (NMP) of the liver-current status and future perspectives [J]. Ann Transplant, 2021, 26: e931664.

［8］ TATUM R, O'MALLEY T J, BODZIN A S, et al. Machine perfusion of donor organs for transplantation [J]. Artif Organs, 2021, 45 (7): 682-695.

［9］ LEMBACH JAHNSEN H, MERGENTAL H, PERERA M, et al. Ex-situ liver preservation with machine preservation [J]. Curr Opin Organ Transplant, 2021, 26 (2): 121-132.

［10］ BARROU B, BILLAULT C, NICOLAS-ROBIN A. The use of extracorporeal membranous oxygenation in donors after cardiac death [J]. Curr Opin Organ Transplant, 2013, 18 (2): 148-153.

［11］ BUTLER A J, RANDLE L V, WATSON C J. Normothermic regional perfusion for donation after circulatory death without prior heparinization [J]. Transplantation, 2014, 97 (12): 1272-1278.

［12］ DE ROUGEMONT O, LEHMANN K, CLAVIEN P A. Preconditioning, organ preservation, and postconditioning to prevent ischemia-reperfusion injury to the liver [J]. Liver Transpl, 2009, 15 (10): 1172-1182.

［13］ GUO Z Y, FUNG U E, TANG Y H, et al. The era of "warm organ transplantation" is coming [J]. Am J Transplant, 2018, 18 (8): 2092-2093.

［14］ MOERS C, PIRENNE J, PAUL A, et al. Machine perfusion or cold storage in deceased-donor kidney transplantation [J]. N Engl J Med, 2012, 366 (8): 770-771.

［15］ CERESA C D L, NASRALLA D, KNIGHT S, et al. Cold storage or normothermic perfusion for liver transplantation: probable application and indications [J]. Curr Opin Organ Transplant, 2017, 22 (3): 300-305.

［16］ VAN RIJN R, SCHURINK I J, DE VRIES Y, et al. Hypothermic machine perfusion in liver transplantation-a randomized trial [J]. N Engl J Med, 2021, 384 (15): 1391-1401.

［17］ NASRALLA D, COUSSIOS C C, MERGENTAL H, et al. A randomized trial of normothermic preservation in liver transplantation [J]. Nature, 2018, 557 (7703): 50-56.

［18］ JAYANT K, RECCIA I, SHAPIRO A M J. Normothermic ex-vivo liver perfusion: where do we stand and where to reach ？ [J]. Expert Rev Gastroenterol Hepatol, 2018, 12 (10): 1045-1058.

［19］ HESSHEIMER A J, RIQUELME F, FUNDORA-SUáREZ Y, et al. Normothermic perfusion and outcomes after liver transplantation [J]. Transplant Rev (Orlando), 2019, 33 (4): 200-208.

［20］ PEZZATI D, LIU Q, HASSAN A, et al. Normothermic machine perfusion: a new world deserving careful exploration [J]. Am J Transplant, 2017, 17 (7): 1956-1957.

［21］ SIERRA PARRAGA J M, ROZENBERG K, EIJKEN M, et al. Effects of normothermic machine perfusion conditions on mesenchymal stromal cells [J]. Front Immunol, 2019, 10: 765.

［22］ LOHMANN S, POOL M B F, ROZENBERG K M, et al. Mesenchymal stromal cell treatment of donor kidneys during ex vivo normothermic machine perfusion: a porcine renal autotransplantation study [J]. Am J Transplant, 2021, 21 (7): 2348-2359.

［23］ XU J, BUCHWALD J E, MARTINS P N. Review of current machine perfusion therapeutics for organ preservation [J]. Transplantation, 2020, 104 (9): 1792-1803.

［24］ WEISSENBACHER A, VRAKAS G, NASRALLA D, et al. The future of organ perfusion and re-conditioning [J]. Transpl Int, 2019, 32 (6): 586-597.

［25］ VON HORN C, MINOR T. Modern concepts for the dynamic preservation of the liver and kidneys in the context of transplantation [J]. Pathologe, 2019, 40 (3): 292-298.

［26］ CYPEL M, YEUNG J C, LIU M Y, et al. Normothermic ex vivo lung perfusion in clinical lung transplantation [J]. N Engl J Med, 2011, 364 (15): 1431-1340.

［27］ DHITAL K K, IYER A, CONNELLAN M, et al. Adult heart transplantation with distant procurement and ex-vivo preservation of donor hearts after circulatory death: a case series [J]. Lancet, 2015, 385 (9987): 2585-2591.

［28］ HE X S, GUO Z Y, ZHAO Q, et al. The first case of ischemia-free organ transplantation in humans: a proof of concept [J]. Am J Transplant, 2018, 18 (3): 737-744.

［29］ GUO Z Y, ZHAO Q, HUANG S Z, et al. Ischaemia-free liver transplantation in humans: a first-in-human trial [J]. Lancet Reg Health West Pac, 2021, 16: 100260.

［30］ VAN LEEUWEN O B, UBBINK R, DE MEIJER V E, et al. The first case of ischemia-free organ transplantation in humans: a proof of concept [J]. Am J Transplant, 2018, 18 (8): 2091.

［31］ HE X S, CHEN G D, ZHU Z B, et al. The first case of ischemia-free kidney 00000transplantation in humans [J]. Front Med (Lausanne), 2019, 6: 276.

［32］ ZHAO Q, NIE Y, GUO Z Y, et al. The future of organ-oriented research and treatment [J]. Hepatobiliary Surg Nutr, 2019, 8 (5): 502-505.

第三章
缺血再灌注损伤对移植器官的危害

第一节 缺血再灌注损伤对移植肝脏的影响

一、肝脏缺血再灌注损伤的病理生理变化

不同的肝脏手术方案应用于肝内病变或肝移植需要一段时间的缺血期,而肝门血流阻断法(Pringle 法)及全肝血流阻断法是造成肝脏 IRI 的常见原因,直接影响患者的治疗效果、预后及并发症的发生。在缺血后恢复血液供应时,肝脏容易受到进一步的损伤,从而加重 IRI,IRI 是肝脏手术后肝功能障碍或肝衰竭的主要原因。肝脏 IRI 包括热 IRI 和冷 IRI,它们具有相似的病理生理过程。热 IRI 由肝细胞损伤造成,发生在肝移植、休克和创伤期间,其中血液流向肝脏时可能有短暂的减轻。冷 IRI 是肝移植所独有的,由肝窦间隙内皮细胞和微循环破坏造成。它发生在移植前器官的冷藏期间。两种类型的 IRI 都与局部固有免疫反应有关。肝脏 IRI 在移植后开始诱发炎症反应。炎症的短期影响导致移植肝功能障碍或功能失调和急性排斥发生率较高。炎症的长期影响导致慢性排斥、移植肝再生障碍、癌症复发和纤维化发展。

IRI 是三个时间的顺序事件:缺血阶段、再灌注阶段、晚期或潜伏性损伤阶段。在经典原位肝移植中,损伤在缺血阶段累积,静态冷保存依靠低温来减缓细胞代谢并减少同种异体移植物的需氧量。低温保存使细胞代谢活性降低 90%,然而,细胞代谢在静态冷保存期间并没有完全停止,而是以低速率继续进行无氧代谢,随后 ATP 储存量耗尽并产生分解代谢的 ATP 产物。同时,呼吸链、氧化还原活性酶和包括还原型烟酰胺腺嘌呤二核苷酸(reduced nicotinamide adenine dinucleotide,NADH)和泛醌(辅酶 Q,coenzyme Q,CoQ)在内的电子载体池减少。有研究表明,缺血会增加细胞内环磷酸腺苷(cyclic adenosine monophosphate,cAMP)水平,进而刺激糖酵解,导致 6- 磷酸己糖和乳酸堆积,造成乳酸酸中毒,从而导致线粒体能量解偶联。由于 Na^+/K^+-ATP 酶的失效、钙积累和酸性环境,大量细胞 ATP 消耗导致离子失调。细胞内外离子水平失调导致细胞形态发生变化,血管内皮细胞和库普弗(Kupffer)细胞肿胀、血管收缩、白细胞浸润和血窦内血小板聚集是 IRI 的特征。缺血时 ATP 的耗尽导致细胞两侧离子浓度差无法维持,Ca^{2+} 的内流以及磷脂酶的激活,是细胞肿胀和

溶解的主要原因。损伤的程度在很大程度上取决于器官捐赠的类型,脑死亡供者(donor of brain death,DBD)与心脏死亡供者(donor of cardiac death,DCD)。即使使用最有效的保存液,冷藏也会在移植时加重移植物损伤,最终结果是微循环衰竭。

接下来是器官再灌注阶段,当器官在常温条件下(移植后或重新常温机械灌注时)重新恢复氧气供应,当氧气被引入缺氧和能量耗尽的组织时,库普弗细胞和中性粒细胞的激活导致炎症因子和自由基释放,ROS 从线粒体呼吸链中释放出来,从而进一步加重肝损伤。这一关键事件引发了进一步的"下游"炎症,并将 IRI 的急性期与损伤的第三个组成部分联系起来:常驻和募集的免疫细胞的激活,其中肿瘤坏死因子(tumor necrosis factor,TNF)和白介素(interleukin,IL)是肝脏 IRI 中最常见的强有力的细胞因子(图 3-1-1)。

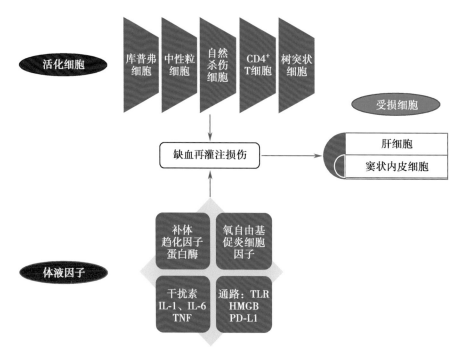

图 3-1-1　缺血再灌注损伤涉及的细胞和免疫因子
IL-1. 白介素 -1;IL-6. 白介素 -6;TNF. 肿瘤坏死因子;TLR. Toll 样受体;
HMGB. 高速泳动族蛋白 B;PD-L1. 程序性死亡受体配体 1。

在 IRI 的恢复阶段,新移植的实体器官因与免疫抑制药物、感染和潜在手术并发症的相互作用而受到进一步挑战。对从线粒体呼吸链释放 ROS 的研究已将复合物 I 描述为 ROS 形成的主要来源。线粒体损伤导致进一步的能量消耗、线粒体钙缓冲能力受损,并通过线粒体通透性转换孔(mitochondrial permeability transition pore,MPTP)释放的 ROS 触发细胞死亡,随后从细胞核释放危险相关分子模式(damage associated molecular pattern,DAMP)。DAMP 反过来通过与 Toll 样受体(Toll-like receptor,TLR)的反应激活库普弗细胞和其他非实质细胞。这会引发由固有免疫细胞,特别是库普弗细胞主导的持续炎症,导致额外的中性粒细胞和单核细胞的募集和激活。肝脏的基本微结构包括内皮细胞外膜,极易受到氧化应激的影响,并在缺血环境中迅速恶化,导致白细胞和血小板进一步黏附、聚集和活化。此外,血管收缩介质的积累与 NO 水平抑制之间的差异会损害肝脏的微循环和灌注,并进一步加重同种异体移植物的损伤。

二、缺血再灌注损伤后产生的后果

IRI 是肝切除术和肝移植(liver transplantation,LT)等外科手术中肝损伤的重要原因。它是一个复杂的过程,包括细胞坏死、细胞凋亡、炎症、自噬、氧化应激和适应性反应。这些复杂且经常重叠的细胞过程为治疗干预提供了巨大的机会,但它们同时使临床开发变得困难。在缺氧和缺乏生物力学刺激至缺氧剪切应力恢复后,细胞损伤会加剧。导致局部肝细胞损伤的信号转导事件是多种多样且复杂的,并且涉及肝细胞、肝窦间隙内皮细胞、库普弗细胞、肝星状细胞以及浸润中性粒细胞、巨噬细胞和血小板之间的相互作用。重要的是要注意,IRI 是移植后肝移植功能障碍的主要原因,与肝脏基础特征无关。IRI 被认为是肝移植术后早期同种异体移植功能障碍(early allograft dysfunction,EAD)的重要危险因素,它可以在肝移植物中诱导损伤和适应性反应。

移植后短期内,肝脏 IRI 的急性期,这种损伤带来的影响主要表现为细胞死亡,包括细胞凋亡、坏死,铁凋亡和热凋亡。由代谢稳态紊乱引起的 DAPM 和线粒体功能障碍引发移植物炎症。炎症在短期内会加重肝损伤,导致移植物功能障碍和急性排斥反应的发生率更高。

急性期炎症不仅在肝移植后的早期阶段是有害的,而且还会改变肝移植物中的免疫微环境,从而导致慢性炎症。长期影响包括慢性移植物损伤、胆道并发症、再生障碍,进一步发展为肝癌复发和移植物纤维化。在这里,主要讨论肿瘤的复发和移植肝脏早期功能障碍的表现。在接受肝移植的肝细胞癌(hepatocellular carcinoma,HCC)患者中,肿瘤复发导致显著不良预后。除肿瘤生物学外,临床和动物研究表明,肝 IRI 引起的急性期炎症加速通过上调细胞信号转导促进肿瘤复发,以增强肿瘤细胞黏附、侵袭和血管生成。一项临床分析的回顾性研究报道,长时间的冷缺血时间(>10 小时)和热缺血时间(>50 分钟)是 HCC 复发的独立危险因素。一项包含 8 087 例患者的荟萃分析系统评价表明,手术过程中接受肝蒂钳夹术的患者生存期明显缩短,肿瘤复发率更高。来自活体供体(通常对受体而言体积较小)或脂肪肝的移植物更容易受 IRI 的影响,并且炎症会加剧。边缘移植物中 IRI 引起的严重炎症不仅会导致早期或晚期移植物功能障碍,还会增加肝癌患者肿瘤复发的风险。受损的肝移植物("土壤")可能为肿瘤复发提供有利的环境。肝脏手术后的缺氧导致肿瘤细胞快速去分化为具有高克隆和转移形成能力的未成熟肿瘤干细胞,促进侵袭和加速转移生长。同时,炎症信号可能激活肿瘤细胞的侵袭性。

最初发现 γ 干扰素诱导蛋白 -10(interferon γ-inducible protein-10,IP-10),又称 CXC 基序趋化因子 10(CXCL10),是诱导肝脏 IRI 促炎反应的重要因素。IP-10 可以通过其受体 CXCR3 诱导内皮祖细胞动员、分化和血管生成,从而导致进行性肿瘤生长。此外,调节性 T 细胞(regulatory T cell,Tr cell)也可以在急性期通过炎症信号 IP-10/CXCR3 聚集到肝

移植物,从而促进 HCC 复发。IP-10 也可通过另一途径 TLR4 招募单核型髓源性抑制细胞
(myeloid-derived suppressor cell, MDSC)以促进 HCC 复发。MDSC 的聚集依赖于运动基因
MMP14。IP-10 的敲除和调节性 T 细胞的消耗抑制了再灌注后的肿瘤复发。IP-10 或 TLR4
缺乏可有效减少 IRI 后肝肿瘤的进展。

IRI 涉及的信号通路也是高度复杂的,目前还不可能绝对确定地描述从再灌注开始到功
能不佳或无功能肝脏的最终结果之间信号通路的传导,而这些可能导致肝脏手术或移植后
的凝血障碍和出血。出血和输血需求与肝脏手术和移植后的死亡率和发病率有关。出血可
能由多因素引起,如外科出血或凝血障碍。IRI 是凝血障碍的主要原因。

三、缺血再灌注损伤对不同基础疾病肝脏的影响

(一)病毒性肝炎

慢性病毒性肝炎,其中乙型肝炎病毒(hepatitis B virus, HBV)和丙型肝炎病毒(hepatitis
C virus, HCV)感染是全球慢性肝病的主要原因。病毒性肝炎中的坏死性炎症与肝纤维化
进展和肝癌发生密切相关。通过免疫染色在 HBV 和 HCV 感染者的肝脏组织中证明了
RIPK3 的高表达,这表明坏死凋亡途径可能与慢性病毒性肝炎相关。HCV 已被证明可以
影响死亡受体介导的途径和凋亡途径。与 HCV 感染相关的肝病患者数量一直在下降,而
HCV 阳性供体的数量正在上升。这些捐献者大多死于与其 HCV 感染无关的原因的年轻
人,因此可能是器官捐献的良好候选者。约 5% 的潜在器官捐献者的 HCV 抗体(+)。最初,
在肝移植中使用 HCV 抗体(+)供体器官引起很大争议,主要是担心接受 HCV 抗体(+)供
体移植的患者出现侵袭性病毒复发的风险增加。发现来自 HCV 抗体(−)供体的 HCV 肝
硬化受者的移植物存活率与接受 HCV 抗体(+)供体的 HCV 肝硬化受者的移植物存活率
相当。90 年代初期的短期研究表明,HCV 抗体(+)供体移植的结果没有差异;后期的长期
随访证实,使用来自 HCV 抗体(+)供体的移植物是安全的,并且患者和移植物存活率不受
影响。据报道,HCV 抗体(+)供体移植后的复发主要表现为轻度慢性肝炎、纤维化或肝硬
化(54.55%),而在 HCV 抗体(−)移植物中为 41.74%。HCV 抗体(+)供体移植物移植后 4
年的患者和移植物存活率分别为 83.9% 和 71.9%,而在 HCV 抗体(−)供体移植物中分别为
79.1% 和 76.2%。来自 HCV 抗体(+)供体的肝脏可以安全地用于 HCV 抗体(+)受体,而不
会在生存时间或肝炎复发方面有显著差异。肝活检必须始终在器官采集时进行,并且不应
使用具有桥接性纤维化(IS>2/6)的肝脏。不同中心使用 HCV 肝移植物治疗 HCV 肝硬化
需要移植的患者,报告了相似的 HCV 复发率、患者存活率和移植物存活率。一般来说,显然
不应将患有活动性肝炎和 / 或纤维化的供者的肝脏用于移植。有此类感染史的捐赠者,建
议在使用移植物进行移植之前进行常规肝活检。甚至有学者提出一个评分系统来帮助决定
在这种情况下是否应该使用移植物进行移植。

(二)脂肪肝

以前认为,肝脏脂肪变性在西方国家很常见,约 25% 的肝移植捐献者和 20% 的接受肝

切除术的患者都存在脂肪肝。脂肪肝移植术后的 IRI 严重程度主要取决于供肝脂肪变性的程度。

1. 轻度脂肪变性(<30% 大泡性脂肪变性)　现在普遍接受的概念是,使用具有小于30% 的巨大脂肪变性和微小脂肪变性的肝移植物(无论百分比)与原发性移植物无功能(primary graft non-function,PNF)、EAD 的风险增高无关。因此,这些移植物对于肝移植被认为是安全的。

2. 中度脂肪变性(30%~60% 大泡性脂肪变性)　与轻度脂肪变性的肝脏相比,接受中度脂肪肝移植仍然存在争议,仍然被认为是相对禁忌证。先前的研究表明,使用具有超过 30% 的巨大脂肪变性的移植物是移植物失败和 EAD 的独立危险因素。Doyle 等在 2010 年报道了接受脂肪变性>35% 或更多的患者需输注更高的浓缩红细胞(8U *vs.* 3U,$P \le 0.001$)、新鲜冰冻血浆(4U *vs.* 2U,$P=0.007$),因为脂肪肝移植物 IRI 的加重导致凝血和出血进一步障碍。此外,已经表明,接受超过 30% 脂肪变性肝脏的患者与脂肪变性 5% 或更少的患者相比,住院时间(11 天 *vs.* 5 天,$P=0.02$)和重症监护病房(intensive care unit,ICU)住院时间(21天 *vs.* 11 天,$P \le 0.001$)更长。此外,研究发现,这些中度脂肪变性肝脏的受者再灌注后损伤程度更高,初始功能受损率增加 20%~53%。然而,最近的一些临床研究报道了使用具有30%~60% 大泡浸润的肝移植物可获得的有利结果。PNF 的发生率较低(0~4%),长期预后与非脂肪肝肝移植相当。接受中度脂肪变性肝移植术的患者中胆道(11% *vs.* 14%,$P=0.88$)和血管(7.4% *vs.* 5.1%,$P=0.65$)并发症的发生率相似。总之,这些结果表明中度脂肪变性的移植物,在没有其他危险因素的情况下,可以考虑进行移植。然而,应考虑到早期肝功能受损、ICU 住院时间延长以及费用较高等问题。

3. 严重脂肪变性(>60% 大泡性脂肪变性)　过去,重度脂肪肝被认为是肝移植的绝对禁忌证。只有少数研究发表了重度脂肪肝患者肝移植的临床结果,通常结果不佳。研究发现 PNF(20%~50%)和 EAD(25%~80%)发生率高得令人无法接受。此外,早期胆道并发症的发生率似乎与移植物脂肪变性的程度密切相关。相反,最近的一些研究报告了极好的早期和长期结果。值得注意的是,这些研究的早期和长期结果在严重脂肪变性组与无严重脂肪变性组中为 PNF(0 *vs.* 0~3.8%)、EAD(0 *vs.* 0.3%)、1 年(82%~94.7% *vs.* 81%~91.8%)和 3 年患者存活率(82%~94.7% *vs.* 70.5%~85.8%)。长期结果可能与重度或中度脂肪浸润减少相关。因此,严重的脂肪变性移植物用于肝移植,只有采用非常谨慎的患者选择算法,将额外的危险因素保持在最低限度(低 MELD 评分、供体和受者年龄、冷缺血时间短、无再次移植),由此最大限度减少 IRI。

(三) 老年肝

众所周知,肝龄与 IRI 大小呈正相关,老年肝肝移植的结果总体上不如年轻肝肝移植术后观察的结果,但肝脏衰老对 IRI 程度的影响尚不完全清楚。大量实验研究表明,衰老会增加肝脏对 IRI 的易感性。目前尚不清楚 IRI 是否不仅涉及肝细胞,还涉及库普弗细胞、内皮细胞和胆管上皮细胞。不同类型的肝细胞可能对 IRI 具有不同的敏感性。这或许可以解释为什么即使在常规肝功能得以保留的情况下,老年供者的移植物也更容易发生缺血性胆管病。事实上,许多研究表明,高龄是 DCD 供肝移植后肝脏胆管病的重要危险因素,这与获得时更多的缺血性损伤有内在联系。关于其他并发症,IRI 是原发性移植物功能不全(primary graft dysfunction,PGD)的主要危险因素。有证据表明,供体年龄较大与 IRI 增加有关,最终导致 PNF 和延迟性移植物功能障碍。此外,基于 IRI 可以通过释放"危险信号"和炎症因子来增强移植物的移植物免疫原性的假设,IRI 可能会潜在地增加急性排斥的发生率,从而导致促进急性排斥反应的炎症细胞聚集。关于移植后的短期结果,多项临床研究表明,供体年龄是肝移植后早期功能障碍的相对危险因素。2002 年 2 月至 2004 年 9 月 10 545 例肝移植的 SRTR 数据库分析显示,供体年龄超过 60 岁会增加 PNF 的风险($P<0.000\ 1$),这是肝脏 IRI 的标志性终点。一项关于美国 2 341 例连续肝移植的分析表明,供体年龄较大是 PNF 的独立危险因素($P=0.02$)。老年肝移植物的负面结局可能以术后远期胆道并发症、早期 HCV 复发和 / 或慢性排斥的形式表现出来。

四、缓解肝脏缺血再灌注损伤的策略

(一) 静态冷保存

SCS 的主要原则是迅速降温,以降低新陈代谢,有效清除血管中的血液,防止低温缺氧引起的细胞肿胀和酸中毒。改善移植物 IRI 从优化器官保存灌注液开始。威斯康星大学(university of Wisconsin,UW)的冷保存溶液是最受欢迎的洗涤溶液,但它的高黏度可能会导致潜在移植物最初灌注不良,以及 UW 液在供体肝脏的血管内空间和肝实质之间的不完全分布。此外,UW 液中的羟乙基淀粉会引起红细胞的超聚集效应,这阻碍了肝脏的完全洗脱。与 UW 液相比,Celsior 液(CS 液)在门静脉冲洗方面具有相似的效率。低温保存和保存液是沟通获取和移植的重要环节。有证据表明,低温可以减少组织能量需求,延长安全缺血期。目前,SCS 是临床器官保存最常用的技术。肝移植时,肝窦间隙内皮细胞更容易发生低温缺氧损伤,UW 液通过延缓能量耗竭和脂质过氧化的改变来保护内皮细胞。它允许供体肝脏在临床环境中保存长达 12~18 小时,在实验室实验中保存长达 48 小时。尽管应用 UW 液冷保存是肝移植中器官冷保存的"金标准",但细胞内电解质成分的短缺导致血管平滑肌细胞处于明显不同的离子环境。因此,此类溶液会显著影响身体器官之间和内部的血管张力和血流分布,导致局部灌注不足。虽然目前已经开发了许多新的器官保存解决方案或类 UW 液,如 HTK 液、CS 液、IGL-1 液(Institute Georges Lopez-1 solution)、LS 液(Leeds solution)和 Polysol 液。然而,这些并没有证明可以使供体器官保存得更好和更长时间。

(二) 低温机械灌注

HMP 是在 20 世纪 60 年代初提出的,是用机械灌注液(machine perfusion solusion, MPS)通过血管持续灌流来保存器官,MPS 最初用 Collins 液灌流,后来用 UW 液、改良 UW 液、Polysol 液、HTK 液或 Custodiol-N 液灌流。HMP 的结果被证明是阳性的,甚至优于 SCS,特别是在肾移植中。然而,这项技术的复杂性、操作设备的烦琐和机制不是很清楚,限制了它在临床上的广泛应用。目前,SCS 仍是"金标准"保存方法。在供体器官短缺的时代,HMP 现在重新引起了人们对肾和肝移植保存的兴趣,因为它可以更好地监控移植物,改善有害废物的清洗,持续供应营养和氧气,允许药物干预,如添加氧自由基清除剂,最终减少 IRI,延长保存时间。HMP 即使在边缘或心脏死亡供者中也允许移植。为了获得临床接受,更简单的技术是前提。最佳的 MPS 或 HMP 设置,包括最佳压力和流速、双或单血管灌注(逆行或顺行;搏动性或非搏动性),以及有氧或无氧的设置尚无共识。2009 年首次报道了关于人类提供安全可靠的供肝保存的前瞻性肝脏 HMP 研究。研究显示,HMP 显著降低了 IRI 的分子标志物,包括促炎细胞因子、黏附分子表达和白细胞迁移。但是它可以同时维持内皮细胞和库普弗细胞的损伤,导致移植物的失败。因此,进一步的多中心试验仍然是有必要的。

(三) 常温机械灌注和亚低温机械灌注

NMP 是另一种类型的机械灌注,它使用携氧载体(如血液)并在常温条件下提供氧气和其他代谢底物。NMP 可避免冷缺血损伤,维持肝功能,通过胆汁流量的产生实时监测移植物功能,进一步提高移植物存活率,获得良好的临床实用性。牛津大学进行了首个 NMP 临床试验,证明 NMP 可以在体外保存正常肝脏 24 小时,他们对 2 例正在接受肝移植的患者进行了 NMP 24 小时后的供体肝脏移植手术,2 例患者术后恢复良好。为了避免对氧气载体或温度控制的需要,一种简化的 MP 系统(简称 SMP)在肝移植模型中得到验证,结果表明,IRI 的肝脏可以有效地再生。

亚低温机械灌注(SNMP)(25~34℃)有利于通过评估灌注期间胆汁产生和乳酸清除,监测供肝质量,维持肝功能,对肝脏具有保护作用,对边缘供体如 50%~60% 大泡性脂肪变性供肝也有保护作用,可减少冷保存及再灌注导致的损伤。目前 SNMP 的经验仅限于动物和废弃人体器官的研究,应用依据缺乏,仍需完善的 SNMP 灌注方案、确切证据和应用标准才能服务于人体肝移植。

(四) 缺血预适应

1986 年,在犬模型中首次报道了缺血预适应(ischemic preconditioning,IPC),该方法是将心脏预先暴露于短暂的缺血期,然后在实际缺血期之前再灌注。由于简单且成本低廉的优点,曾经引起一些人的关注。许多实验和临床研究表明,IPC 对许多器官的组织学和功能影响具有很强的保护作用,如肌瓣、肾脏、肺和肝脏。在实验动物模型中,肝脏 IPC 已被证明可以减轻与 IRI 相关的后续肝细胞损伤,以及各种间歇性钳夹循环,如 3 个 15 分钟缺血 /5 分钟再灌注周期和 3 个 10 分钟周期缺血 /5 分钟再灌注被证明可以保护 IRI。临床上,通过夹闭门静脉三联征的 IPC 在预防人类肝切除术的 IRI 方面显示出一些前景。但在肝移植领域仍然存在争议。研究显示在临床环境中移植物 IPC(10 分钟缺血 /10 分钟再灌注)后转氨酶水平显著降低。此外,有证据表明,IPC 可在人脂肪变性肝移植物中诱导自噬并减少其受体的排斥反应。IPC 的有效性也曾受到质疑,因为一项临床研究表明,活体相关供体的移植 IPC(10 分钟缺血 /10 分钟再灌注)对受体或供体没有任何益处,这可能是由于选择的 IPC 协议保护信号通路的个体差异或激活不足。同时,IPC 在肝移植中的临床应用受到不可预测的缺血发作和潜在的伦理原因的限制。

(五) 缺血后适应

缺血后适应(ischemic post-conditioning,IPostC)最早于 2003 年提出,在犬的模型上显示 IPostC 显著减小了心肌梗死范围。IPostC 应用简单,在减轻肝脏 IRI 方面潜在有效。不同的间歇性钳制循环,如 3 个循环 1 分钟再灌注 /1 分钟缺血,6 个循环 1 分钟再灌注 /1 分钟缺血,和 2 个或 6 个循环 30 秒再灌注 /30 秒缺血对肝脏 IRI 有明显的保护作用。这些效应可能是通过激活通路 p-Akt 表达来介导的。到目前为止,IPostC 的临床意义还有待进一步研究,还没有发表临床试验结果。

(六) 远程缺血适应

尽管直接或局部 IPC 确实保护肝脏免受 IRI 损伤,但其主要缺点是对靶器官的直接应激和对主要血管结构的机械损伤,在某些临床环境下,这是不可行的,远程缺血适应(remote ischemic conditioning,RIC)由此被提出。一个组织的短暂缺血可以保护远处的重要器官,而不直接对靶器官施加压力。至于局部调理技术(IPC 和 IPostC),RIC 可应用于靶器官缺血前(远程缺血预适应,R-IPC)、缺血后和灌流前(远程缺血中适应,R-IPER)或再灌注开始时(远程缺血后适应,R-IPostC)。RIC 可以为先天性心脏病体外循环手术的儿童心脏提供保护。除了心脏,RIC 还能改善肝、肺、肠和肾的 IRI。直到今天,很少有实验研究 RIC 在肝切除中的作用,对肝移植的影响甚至尚未见报道。

(七) 靶向药物治疗

药物在各种缺血发作中的潜在治疗作用总是能引起人们的强烈关注,因为它的实用性和可行性是通过一种非缺血、非缺氧的刺激来防止长时间的缺血。既可以在缺血发作之前,也可在之后应用。在缺血预处理前应用腺苷 A2B 受体拮抗剂(如 MRS1754),在缺血预处理后应用二氮嗪,均可减轻 IRI,提高移植物存活率。气体制剂的应用是减轻实体器官移植 IRI 的又一新策略。一氧化碳(CO)是血红素降解的内源性副产物,可作为 UW 液的辅助治疗药物,CO 释放分子已显示出保护大鼠肝 IRI 和减轻冷保存损伤的作用。小剂量 CO 治疗可预防大鼠肝移植冷 IRI,并通过其在移植过程中的抗炎、抗凋亡、抗增殖和免疫调节等细胞保护作用改善同种移植和异种移植排斥反应。此外,硫化氢、气态氧也被证实在低温保存期间具有保护肝 IRI 的能力,但是它们大多处于实验阶段,很少用于临床实践。

(八) 间充质干细胞

MSC 已被探索作为改善 IRI 的治疗策略。MSC 既是固有免疫的调节剂,也是适应性免疫的调节剂,这代表了比单靶点药物更有效的 IRI 治疗策略。然而,这种效应的机制仍然知之甚少。据报道,MSC 能够抑制细胞坏死、细胞凋亡和炎症,并通过多种途径增加增殖信号,包括 p38 MAPK、TLR4 细胞外信号调节激酶 1/2 和半胱天冬酶 3、鞘氨醇激酶和鞘氨醇 -1- 磷酸。目前,充足的 MSC 供应是治疗用途的主要障碍。为了满足这一需求,产生了人诱导的多功能干细胞衍生间充质基质细胞,并且与成人 MSC 相比,在治疗 IRI 方面显示出优越的疗效。人诱导的多功能干细胞衍生间充质基质细胞衍生的胞外体可能介导 MSC

对 IRI 的有益作用:其减少 IRI 并促进动物模型中的肝细胞增殖。重要的是,人诱导的多功能干细胞衍生间充质基质细胞衍生的胞外体的含量是可变的,并且取决于它的状态。因此,需要更准确的方法来控制人诱导的多功能干细胞衍生间充质基质细胞的状态,并且仍然需要研究潜在的分子机制。

五、展望

降低 IRI 程度是几十年来研究人员不断关注的问题。传统方法得到了改进,新策略迅速兴起,如基因调控。然而,在临床上,没有一种方法是完美的。在未来,一种集药理调节、人工调节、保存液和 MP 于一体的多方面的肝脏保存策略可能会将肝损伤降至最低,并使患者的预后最大化。目前仍然需要更多的分子和临床研究来阐明机制,并最终使接受肝移植的患者受益。

(陈茂根)

第二节　缺血再灌注损伤对移植肾脏的影响

肾移植是改善终末期肾病患者生活质量的重要手段。传统的肾移植手术过程中,IRI 是不可避免的事件,是影响患者预后的一个重要因素。移植肾的 IRI 可导致延迟性移植物功能障碍、排斥反应增加、移植物存活率降低,给患者带来极大的身体、心理痛苦和经济负担。目前,IRI 的发生发展机制尚未十分明确,阐明移植肾发生 IRI 的发病机制及病理变化过程,对预防和改善 IRI 尤为重要。

一、缺血再灌注损伤的影响

移植肾从脱离供体血液供应的那一刻起就不可避免地经历缺血。这个过程开始于移植肾获取过程中短暂的外科热缺血,接下来是在低温保存液中的长时间冷缺血期,然后在受者体内植入期间复温,最后在血运重建后发生再灌注损伤。国际上热缺血时间有几个标准:①是从心搏停止到冷灌注的时间;②是从撤离呼吸机及心脏支持到开始冷灌注的时间;③是从动脉收缩压<50mmHg 或者血氧饱和度<80% 到开始冷灌注的时间。而将从开始灌注灌注液,到移植物植入受体,血管吻合后再次恢复血液灌注的时间,称为冷缺血时间。

移植肾再灌注损伤与缺血时间有明显的相关性,如果缺血时间短,恢复血供后可无明显再灌注损伤。缺血时间长,恢复血供则容易造成再灌注损伤,主要表现为血清肌酐浓度明显升高,肾小球滤过率降低,丙二醛(malondialdehyde,MDA)、谷胱甘肽过氧化物酶(glutathione peroxidase,GSH-Px)、乳酸脱氢酶(lactate dehydrogenase,LDH)等浓度蓄积以及 Na^+-K^+-ATP 酶降解。病理表现为与缺血时间相对应的急性缺血性损伤,主要表现为严重的急性肾小管坏死,会出现肾小管扩张、肾小管顶端刷状缘缺失、扁平上皮细胞核分裂象和蛋白质碎片,肾小管上皮细胞线粒体高度肿胀、变形、嵴减少、排列紊乱,甚至崩解、形成不同程度的空泡化等。目前来说,热缺血时间在 10 分钟内最佳,最好不超过 20 分钟,一般认为当供肾缺血时间达 1 个小时以上时,会因此发生不可逆损伤,严重影响移植物功能。

(一) 不同器官捐献者类型的区别

我国目前器官捐赠者主要有 3 种: DBD、DCD 和活体供者。由于 DCD 供肾需要经历生命支持治疗时低血压和心脏停搏后复苏、器官切取时的多次热缺血。DCD 相比 DBD 的器官会受到更长的热缺血时间的影响,这种观点认为 DCD 器官 IRI 更大。与此同时,另一种观点认为,DBD 在发生脑死亡后数秒内伴随垂体受损过程中,机体发生 “儿茶酚胺风暴”,血压骤升后骤降,进而导致神经源性休克,这会导致肺水肿、高血压、严重的心肌损伤以及肾脏微血管和实质损伤。自主神经活动之后,儿茶酚胺急剧下降,又会导致血管扩张、心动过缓和组织缺氧。这种血流动力学的不稳定性明显加剧了 IRI。虽然 DCD 也容易受到此影响,但通常比 DBD 受影响的程度要小。

肾移植术后部分受体发生延迟性移植物功能障碍(delayed graft dysfunction,DGF),还有部分患者会出现 PNF。单纯 DGF 并不会影响近期移植肾的存活率,只有当急性排斥反应与 DGF 联合发生时,移植物存活率才会显著降低。DCD 和 DBD 器官具有相似的患者存活率,但 DCD 器官中 DGF 和 PNF 的比例更高。

(二) 冷缺血时间延长的影响

低温时,离体器官的新陈代谢降低,增加了器官对 IRI 的耐受性,因此冷缺血时间较热缺血时间影响较小,但长时间的冷缺血增加了 DGF、PNF 和急性排斥反应的发生率,而这反过来又会缩短移植物的长期存活时间。研究表明,冷缺血时间小于 12 小时对 DGF 和急性排斥反应几乎没有负面影响,而且对移植物存活率也没有负面影响。在冷缺血时间为 20~30 小时,特别是超过 30 小时的肾脏中,冷缺血时间越长的移植物中 DGF、急性排斥反应的发生率越高,移植肾存活率下降。病理活检的时候提示,冷缺血 12 小时与 24 小时的肾脏组织苏木精 - 伊红染色(hematoxylin and eosin staining,HE 染色)没有明显变化,但是通过电镜检查发现与 12 小时相比,冷缺血 24 小时后部分肾上皮细胞空泡化,上皮细胞可见部分线粒体肿胀、嵴断裂。

另外,为了扩大供体来源,拯救更多的尿毒症患者,许多中心开始采用扩大标准供者器官,开始接受越来越多的高龄和高风险的器官。这些供体器官的质量通常不佳,使未来将面临更复杂、长期存活率更低的供体器官。随着供体年龄的增加,冷缺血时间的延长使受者发生 DGF 和慢性同种异体移植功能障碍的风险增高。同时,在同样的冷缺血时间下,活体供肾也更可能增加 DGF 的风险。这表明努力缩短冷缺血时间,特别是涉及较年长或活体供肾,对术后早期移植肾功能的恢复是十分有必要的。

目前,典型的 IRI(排除其他原因引起的 DGF,如急性排斥反应、原有供体疾病等)是否能成为预测移植肾长期存活的独立因素尚无定论。一般认为,冷缺血时间延长,并不会使早期急性排斥反应的风险增高,冷缺血时间延长和移植肾长期存活率之间可能存在相关性。关于冷缺血时间和急性排斥反应、DGF 和移植肾长期存活之间的关系,十分有必要进行下一步研究。

二、缺血再灌注损伤对移植肾影响的病理生理机制和假说

(一) 缺血再灌注损伤对移植肾影响的病理生理机制

目前,IRI 背后的确切分子机制仍有待研究。IRI 是一个复杂的病理生理过程,涉及自由基生成增多、钙超载、炎症反应的异常激活等,它们在缺血和再灌注时期产生的影响也有所不同。

1. **自由基生成过多**　导致氧自由基生成增多主要有 3 个氧化酶途径,即血管内皮细胞的黄嘌呤氧化酶途径、激活的白细胞的 NADPH 氧化酶途径和线粒体的细胞色素氧化酶途径。此外,还与儿茶酚胺的自身氧化增加有关。自由基化学性质活跃,可以与各种生物靶分子发生反应,引起膜脂质过氧化、蛋白质功能抑制、核酸破坏和 DNA 断裂和糖蛋白变性等改变,最终导致肾小管坏死。同时,在移植肾的冷缺血损伤中,一氧化氮也起到比较重要的作用,一氧化氮和氧自由基相互作用,进一步加剧肾小管细胞凋亡,加重肾缺血损伤。

2. **钙超载**　钙超载主要也有 3 个途径,即直接和间接途径的钠钙交换、蛋白激酶 C 激活和生物膜损伤。钙超载使线粒体功能障碍,ATP 生成减少,无氧酵解增强,乳酸增多,细胞酸中毒。Ca^{2+} 浓度升高可激活磷脂酶、蛋白酶、核酸内切酶等多种酶,促进细胞损伤;使线粒体通透性转换孔开放,既可使线粒体呼吸功能抑制,又可导致细胞色素 C 释放及凋亡蛋白酶激活,启动细胞凋亡途径;使溶酶体膜破裂,溶酶体内蛋白水解酶逸出引起细胞自溶。钙超载使钙依赖的蛋白水解酶活性增高,促使黄嘌呤脱氢酶转变为黄嘌呤氧化酶,使自由基生成增加。

3. **炎症反应的异常激活**　炎症细胞增多与以下机制有关,即细胞黏附分子生成增多、趋化因子和细胞因子生成过多,还可以通过激活病原识别相关受体——Toll 样受体以及丝裂原激活的蛋白激酶家族的信号转导通路,促进炎症反应。使微血管血流动力学发生改变,微血管通透性改变,细胞损伤增加。

(二) 缺血再灌注损伤对移植肾影响的假说

目前比较公认的是慢性缺氧学说和免疫原性损伤学说。

1. **慢性缺氧学说**　慢性缺氧学说主要包括基于血流中断导致的缺氧相关的一系列变化,氧化应激增加导致肾脏内皮和上皮中血管舒张和收缩失衡,促炎细胞因子激活凝血途径,使肾毛细血管充血、水肿,内皮细胞坏死。同时,IRI 后肾小管周围基质沉积增加,再灌注时出现无复流状况,这会加剧微循环功能障碍的发生。IRI 加速了中性粒细胞的募集和黏附,促进纤维细胞的增殖,从而导致肾小管间质细胞的纤维化。

2. **免疫原性损伤学说**　是近年来才开始研究的,越来越多的证据表明,T 细胞特别是 $CD4^+T$ 细胞、NK 细胞和 γ 干扰素在这种损伤中起着重要作用。IRI 时,活化的 T 细胞和黏附分子的上调,通过直接途径、间接途径、半直接途径等促进移植肾的免疫识别,使早期急性排斥反应的发生风险增高。IRI 还可以放大抗体介导的排斥反应及补体途径诱导细胞凋亡。

三、移植肾缺血再灌注损伤的防治

(一) 移植肾缺血再灌注损伤防治策略

根据上述初步了解的移植肾 IRI 的病理生理机制,可以相对应地制定预防策略,减少 IRI。

1. 缩短移植肾缺血时间和控制灌注条件 如降低灌注压力可以有效减少突然增大的压力导致的大量自由基释放和肾细胞水肿,碳酸氢钠可以减少肾细胞酸中毒,低钙灌注可以减少钙超载的损害,适当的氧气和二氧化碳含量可以调节灌注的氧含量和二氧化碳分压等。

2. 清除自由基,减少钙超载 常见的自由基清除剂有抗氧化酶、过氧化氢酶、谷胱甘肽、钙通道阻滞剂等。

3. 应用细胞保护剂 增加细胞应对缺血再灌注损伤时的耐受性,如间充质干细胞移植、环孢素、氙气、一氧化碳等。

(二) 移植肾缺血再灌注损伤防治策略在肾移植不同时期的作用

以上策略在肾移植的不同时期,所起的作用也不一样。

1. 供者维护 供者维护可以改善供器官功能,提高供器官质量。供者可能发生神经源性、失血性、心源性和感染性休克,会导致循环功能不稳定以及组织灌注不足等血流动力学不稳定。应积极治疗原发失血性疾病、纠正电解质失衡、控制感染、补充血容量以及使用血管活性药物。必要时可应用体外膜氧合(extracorporeal membrane oxygenator,ECMO)进行供者维护,ECMO 可以使血流动力学逐渐恢复,减少 IRI。对难以纠正的电解质失衡,也可以采用肾替代治疗。

2. 供肾获取 供者完成脑死亡判定、循环终止后越早进行供肾获取,越有可能避免循环功能不稳定。应在灌注时充分保证肝素化,由技能娴熟的术者获取,可降低血栓形成风险,为了缩短缺血时间,常使用整块获取的方法,同时适当延长灌注时间或获取后在台上继续灌注,保证灌注充分,但是再灌注时也要控制压力,防止动脉内膜受损。

3. 供肾保存与转运 供肾获取后至移植手术前,通常需经历长时间的冷缺血时间。SCS 仍是目前使用最广泛的器官保存方法,可以简单认为整个 SCS 都是冷缺血时间,为了降低冷缺血时间的影响,机械灌注应运而生,通过机械循环可以不断将代谢废物、氧自由基清除,从低温机械灌注、低温有氧机械灌注、受控氧合复温灌注到亚低温机械灌注、常温机械灌注,逐渐缩短冷缺血时间,但这些方法都无法避免缺血这个损伤过程。近年来,新出现的无缺血器官移植技术,实现了整个移植过程中不中断血流,从根源上避免了缺血和再灌注两个损伤过程,是目前移植技术的一大进步,有望完全避免 IRI 对器官的直接和间接损伤,提高移植物的长期存活率。同时灌注液的选择也很重要,目前常用的冷保存液体有 UW 液、HTK 液、HCA 液,这些灌注液都是低钠低钾低钙,可以减少供肾内环境的紊乱,我们还常在灌注液中加入血管活性物质、细胞稳定剂保护血管。近期,关于气体灌注的研究也在逐步深入。

在器官转运过程中,一个优秀的协调员的合理安排,可以极大程度地缩短转运时间,降低运输时冷缺血时间的影响。协调员应该全面协调器官维护小组、器官获取小组和受体医院的工作,保证各个流程有条不紊开展;同时受体医院也可为受体开设急诊"绿色通道",为供体器官的转运和移植手术的进行提供便利。

4. 肾移植 肾脏植入前需要进行供肾修整,应根据移植术式做相应的设计和调整。在供肾修整时动作应轻柔,充分灌注,防止血管扭转、成角、撕裂,儿童供肾还要尽量保留血管周围组织,起支撑作用,防止开放后动脉痉挛加剧 IRI。供肾植入受者体内,血流恢复后,便会出现再灌注损伤。在移植前可将供肾放在碎冰中,并预留出血管出口,可在供肾与受者血管吻合结束前提供 4℃的低温空间,减轻复温阶段的热缺血损伤。手术过程中避免牵拉,减少供肾翻动;开放时受体要维持合适的血压,保证肾脏快速复温、血流灌注充分。

IRI 明显会对移植肾的功能造成影响,通常表现为 PNF、DGF、急性排斥反应、移植肾失功等,病理表现为肾小管坏死,常伴有肾小球硬化、肾间质纤维化、肾动脉硬化,临床表现为血肌酐明显升高,肾功能严重受损。IRI 在热缺血期和冷缺血期的影响不同,在 DBD 和 DCD 的影响也不一样。IRI 发生的病理生理机制尚不完全清楚,通常认为与自由基生成过多、钙超载、炎症反应的异常激活有关,并根据这些机制提出了慢性缺氧学说和免疫原性损伤两种学说。通过这些已知的机制可以针对性地制定预防措施,并在供体维护、获取、转运和肾移植不同阶段积极应用,尽量减少 IRI 对移植肾的损伤。

（吴成林）

第三节 缺血再灌注损伤对移植心脏的影响

心脏移植是治疗终末期心脏病的最终方法。近年来,虽然大多数器官的 1 年存活率显示出越来越多的改善,但排斥反应和移植物功能障碍仍然是器官丢失的主要原因,这些都可能与供体保存或保存因素有关。并且,随着有心脏移植需求的受体人数增加以及供心短缺现状的加剧,更合理的器官保护是目前国内外研究者不断探索的目标。供心缺血时间是评估器官早期功能障碍和受体术后预后的关键指标。

目前经典的离体器官的保存方法主要是基于低温下器官损伤机制以及药物抑制细胞损伤等原理探索的,是将器官暂时储存于特制的静态冷储存液中,如 HTK 液和 UW 液,它可以将供体器官组织代谢水平迅速降低,防止细胞水肿,维持电解质平衡并阻断 ROS 产生等。为了探究 HTK 液与 UW 液对移植物近期及远期存活率的影响,在一项含有 10 628 例样本量的肝移植患者中,分别有 8 176 例(77%)和 2 452 例(23%)分别采用 HTK 液和 UW 液保存肝脏。Kaplan-Meier 曲线显示 UW 液的术后存活率均显著高于 HTK 液,即 30 天存活率(89% *vs.* 93%,$P \leq 0.001$)、1 年存活率(75% *vs.* 82%,$P \leq 0.001$)、3 年存活率(67% *vs.* 72%,$P < 0.001$)以及 5 年存活率(60% *vs.* 67%,$P < 0.001$),但在对运输条件、供受体等危险因素进行调整后,用 HTK 或 UW 液保存的存活率仅在术后短期存在统计学差异,但在长期结果中并没有差异。Stewart 等一项更大规模的研究显示,与 UNOS 数据库中的 UW 液相比,用

HTK 液保存同样可使早期移植物失功(<30 天)的风险增高。但如果考虑经济因素,HTK 液可在一定程度上节约成本。

尽管如此,这种存储方式最多维持供心离体保存 4~6 小时,并且,随着缺血时间延长,心脏微血管功能障碍及受体术后死亡率也会相应升高。究其原因,主要表现在以下方面。

一、心肌线粒体的铁代谢障碍

心肌内线粒体在心脏高能量代谢中起关键作用。线粒体的氧化磷酸化及 ATP 的产生主要依赖于钙、铁代谢调节。进入心肌细胞的大部分铁用于构建铁硫簇(iron-sulfur cluster, ISC)和血红素,其中许多被用于构建线粒体呼吸复合物及呼吸相关蛋白质中。研究表明,心肌细胞中几乎有 1/3 的铁分布在线粒体中,并且心肌线粒体的铁含量是其他细胞的 0.5~1.5 倍。一般来说,心肌细胞具有各种抗应激系统来改善 ROS 介导的氧化损伤,其调控方式主要包括红细胞衍生相关因子及 Nrf2/ARE 信号通路。此外,一些研究还证明了 Nrf2 可参与铁代谢调节,铁代谢和氧化还原稳态之间存在错综复杂的相互作用。

铁代谢失调导致的铁含量过少或过多均会对心肌产生不良影响。血清可溶性转移蛋白受体(soluble transfer protein receptor, sTfR)可不受炎症反应的影响,并已被提议为铁状态或造红细胞的准确标志物。Weidmann 在一项 3 423 例冠心病患者中研究中发现,缺铁介导了 sTfR 水平的上升,这与潜在的心肌梗死或心血管死亡密切相关,且在 4 年随访中,10.3% 的患者经历了终点。

铁过载会加剧细胞氧化应激。1994 年,Kahn 和 Kasha 等阐明了铁介导下氢氧根离子和羟自由基产生机制,并在 Haber-Weiss 循环的基础上提出了芬顿反应,其主要链式反应为 $Fe^{2+}+H_2O_2 \rightarrow Fe^{3+}+\cdot OH+OH^-$。心肌缺血导致的铁积累可诱导氧化应激,产生如氢氧根离子(OH^-)和羟自由基($\cdot OH$)等有毒副产物,这些不但可破坏细胞及线粒体内的 DNA 和蛋白质,还可以扰乱细胞内钙离子稳态,并影响心肌电活动,导致心脏舒张和收缩功能障碍。Chang 等观察到,在缺血/再灌注后小鼠和缺血性心肌病患者的心脏中均检测出线粒体铁含量增加,并且在线粒体铁过载的自发性缺血性心肌病小鼠模型中,适量减少线粒体铁可一定程度上保护小鼠心脏。同时,缺血情况下,线粒体膜电位去极化,线粒体通透性转换孔打开,线粒体肿胀破裂,最终导致心肌能量代谢障碍。

二、缺血再灌注损伤

以 IRI 为特征的疾病,如心肌梗死、卒中和周围血管疾病等,仍然是导致器官衰竭或死亡的最常见原因。组织损伤或死亡是最初的缺血性损伤的结果,其主要取决于血供中断的程度和缺血持续时间,其次是再灌注引起的后续损伤。在器官长期缺血期间,无氧代谢和乳酸堆积,导致 ATP 水平和细胞内 pH 降低。因此,依赖于腺苷三磷酸酶(adenosine triphosphatase, ATPase,简称 ATP 酶)的离子转运机制变得功能失调,导致细胞和线粒体内钙超载,进一步导致细胞肿胀和破裂。尽管再灌注后氧水平会恢复,但同时也会引起活性氧含量激增,导致炎症介质大量释放并渗入缺血组织,从而加剧缺血性损伤。心肌 IRI 是导致心肌细胞凋亡和坏死的关键因素,还可导致术后低心排血量、恶性心律失常及死亡等严重并发症。

研究表明,与心肌细胞相比,心脏内皮细胞对 IRI 敏感度更高,并且可进一步介导 IRI 的产生。早在缺血开始后 10 分钟,缺血心脏中就可逐渐出现糖原耗竭,以及肌原纤维松弛、肌膜破裂和线粒体异常等超微结构改变,并在接下来的几个小时内出现坏死和细胞凋亡。Keeley 等研究表明,急性心肌梗死患者在经历合适的心肌再灌注后,仍有约 10% 的患者出现术后急性心肌梗死。此外,IRI 导致心肌细胞死亡和心肌梗死面积增加,这可能占最终梗死面积的 50%。

H_2S 在心血管稳态中具有生理和病理意义。H_2S 是心血管系统中的重要信号分子。在病理条件下,内源性 H_2S 水平和 H_2S 产生酶活性表达发生了显著改变。实验和临床证据表明,内源性 H_2S 的扰动与心血管疾病的病理学明显相关,包括心肌 IRI、动脉粥样硬化、高血压、糖尿病心肌病、内皮功能障碍和心力衰竭等。研究表明,H_2S 不但可以通过保护线粒体功能来减轻心肌 IRI,还可阻断 IL-1 受体,在对抗心肌坏死、细胞凋亡及氧化应激等方面效果显著,而药物对 H_2S 信号通路的调节可能会预防心脏 IRI。但由于技术限制,心肌内源性 H_2S 与缺血再灌注的研究目前仅停留在实验室阶段,尚未转化应用于临床。

三、同种免疫排斥增强

固有免疫是一种非特异性识别系统,负责通过激活抗原呈递细胞来触发适应性免疫,移植后早期能否控制固有免疫是提高同种异体移植成功率的关键因素。

IRI 是目前现有移植方法的必然结果。IRI 导致移植物内炎症的级联反应,并启动移植器官内的免疫激活。Uehara 等证明,IRI 导致的移植物内炎症级联反应,促进同种免疫激活,导致更严重的排斥反应,尤其是增加 CD4⁺T 细胞和 CD8⁺T 细胞对移植物的浸润。并且,CD8⁺T 细胞还可分化为细胞毒性 T 细胞(cytotoxic T cell,Tc 细胞),它能够对同种异体移植物施加直接细胞损伤。而 CD4⁺T 细胞具有分化成各种亚型的潜力,包括辅助性 T 细胞(helper T cell,Th 细胞)(Th1 细胞、Th2 细胞和 Th17 细胞)和调节性 T 细胞(regulatory T cell,Tr 细胞)亚型等。每个亚型细胞的相对比例由局部炎症微环境决定。急性排斥反应中,在 IL-12、TNF-β、IFN-γ 等促炎细胞因子的驱动下,T 细胞可向 Th1 细胞分化。而 Th1 细胞又可进一步分泌 IL-2 和 IFN-γ,它们进一步提供正反馈回路,刺激 Th1 细胞的进一步增殖。

此外,严重的器官短缺以及标准供体不足迫使更多的扩大标准供体被应用于临床。但由于这些供体预先存在或多或少的损伤,使供心预期功能下降,更容易加剧缺血性损伤,并且还会进一步影响移植术后长期结果。此外,IL-6 是缺血诱导排斥的已知驱动因素。研究证明,在缺血情况下,同种异体移植物中的树突状细胞(dendritic cell,DC)促进抗原提呈分子 MHC Ⅱ类类分子表达增加、IL-12 产生和 CD4⁺T 细胞和 CD8⁺T 细胞扩增,导致 IL-6 分泌增多,而受体可显著提高同种异体移植的成功率。并且,IRI 还可通过甘露糖结合凝集素途径导致补体激活。

大多数排斥反应发生在移植后的 1 个月内,急性排斥反应也可能发生在移植后期,此时表现可能不典型。35% 的患者可能至少经历 1 次急性排斥反应,并且部分患者会出现亚临床疾病。尽管目前推荐的免疫抑制方案已显著减少了急性排斥反应的发生并改善了移植受者的预后。然而,与背景人群相比,这是以接受移植者感染和肿瘤风险增高为代价的。因此,未来加强器官保护,从根源上进一步降低器官排斥反应仍是需要攻克的难题。

四、展望

近年来,体外器官灌注一直是供体器官的理想保护策略。理想的体外机械灌注不但可维持心肌灌注、满足组织代谢需求、限制向不可逆细胞损伤进展,还可最大程度地降低,甚至避免缺血再灌注损伤,为检测器官解剖异常、发现器官功能障碍及药物体外恢复边缘器官提供了可能。多项研究表明,NMP 用于保存供心效果显著。目前,临床可供使用的 NMP 为 TransMedics 研发的器官护理系统(organ care system,OCS),它将供体血液和器官保存液组合,在轻度低温(34℃)下延长供心缺血时间,还可潜在地减少冷藏(4℃)带来的不利影响并为心肌提供额外的代谢和功能评估选项,如乳酸值、射血分数和心排血量等。OCS 主要由两个部分组成,便携式平台和特定器官灌注装置,它们共同作为一种集成技术一起运行(图 3-3-1)。Sáez 等的一项研究表明,在评估 OCS 在边缘供体心脏(n=26)中的使用发现,术后平均 ICU 停留为 6 天,92% 的患者的心脏功能得到保留,且术后 30 天存活率为 100%。此外,Stamp 等报道了供体心脏的最长保存时间。其中 OCS 的使用能够将缺血时间延长至最终进行移植前的约 10.5 小时。

但由于技术原因,OCS 也无法完全避免 IRI。连续灌注可有效防止有毒代谢物,如乳酸和腺苷的堆积,这些代谢产物可导致心肌功能障碍或作为器官再灌注时产生的自由基底物。因此,无缺血心脏移植的探索对目前心脏移植预后的改善具有重要意义。未来,包括间充质干细胞使用、基因治疗病毒载体传递和替代装置在内的物工程技术也可能会进一步拓宽体外机械灌注领域。

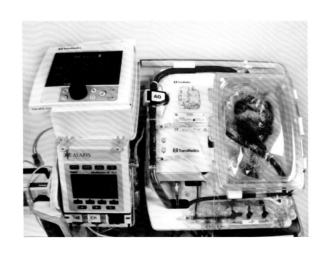

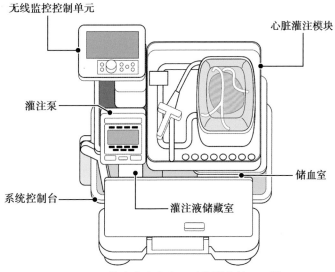

图 3-3-1 体外灌注人类心脏的器官护理系统

（殷胜利）

参考文献

［1］ NARDO B, ERCOLANI G, MONTALTI R, et al. Hepatic resection for primary or secondary malignancies with involvement of the inferior vena cava: is this operation safe or hazardous? [J]. J Am Coll Surg, 2005, 201 (5): 671-679.

［2］ LEE S H, CULBERSON C, KORNESZCZUK K, et al. Differential mechanisms of hepatic vascular dysregulation with mild vs. moderate ischemia-reperfusion [J]. Am J Physiol Gastrointest Liver Physiol, 2008, 294 (5): G1219-1226.

［3］ ZHAI Y, PETROWSKY H, HONG J C, et al. Ischaemia-reperfusion injury in liver transplantation--from bench to bedside [J]. Nat Rev Gastroenterol Hepatol, 2013, 10 (2): 79-89.

［4］ ZHAI Y, BUSUTTIL R W, KUPIEC-WEGLINSKI J W. Liver ischemia and reperfusion injury: new insights into mechanisms of innate-adaptive immune-mediated tissue inflammation [J]. Am J Transplant, 2011, 11 (8): 1563-1569.

［5］ CZIGANY Z, LURJE I, SCHMELZLE M, et al. Ischemia-reperfusion injury in marginal liver grafts and the role of hypothermic machine perfusion: molecular mechanisms and clinical implications [J]. J Clin Med, 2020, 9 (3): 846.

［6］ CHOUCHANI E T, PELL V R, JAMES A M, et al. A unifying mechanism for mitochondrial superoxide production during ischemia-reperfusion injury [J]. Cell Metab, 2016, 23 (2): 254-263.

［7］ ZAOUALI M A, BEN ABDENNEBI H, PADRISSA-ALTÉS S, et al. Pharmacological strategies against cold ischemia reperfusion injury [J]. Expert Opin Pharmacother, 2010, 11 (4): 537-555.

［8］ WALSH K B, TOLEDO A H, RIVERA-CHAVEZ F A, et al. Inflammatory mediators of liver ischemia-reperfusion injury [J]. Exp Clin Transplant, 2009, 7 (2): 78-93.

［9］ PERRY B C, SOLTYS D, TOLEDO A H, et al. Tumor necrosis factor-α in liver ischemia/reperfusion injury

[J]. J Invest Surg, 2011, 24 (4): 178-188.

[10] SHITO M, WAKABAYASHI G, UEDA M, et al. Interleukin 1 receptor blockade reduces tumor necrosis factor production, tissue injury, and mortality after hepatic ischemia-reperfusion in the rat [J]. Transplantation, 1997, 63 (1): 143-148.

[11] STEWART R K, DANGI A, HUANG C, et al. A novel mouse model of depletion of stellate cells clarifies their role in ischemia/reperfusion-and endotoxin-induced acute liver injury [J]. J Hepatol, 2014, 60 (2): 298-305.

[12] NIATSETSKAYA Z V, SOSUNOV S A, MATSIUKEVICH D, et al. The oxygen free radicals originating from mitochondrial complex I contribute to oxidative brain injury following hypoxia-ischemia in neonatal mice [J]. J Neurosci, 2012, 32 (9): 3235-3244.

[13] CHEN Q, MOGHADDAS S, HOPPEL C L, et al. Reversible blockade of electron transport during ischemia protects mitochondria and decreases myocardial injury following reperfusion [J]. J Pharmacol Exp Ther, 2006, 319 (3): 1405-1412.

[14] HOYER D P, MATHÉ Z, GALLINAT A, et al. Controlled oxygenated rewarming of cold stored livers prior to transplantation: first clinical application of a new concept [J]. Transplantation, 2016, 100 (1): 147-152.

[15] VAN GOLEN R F, REINIERS M J, OLTHOF P B, et al. Sterile inflammation in hepatic ischemia/reperfusion injury: present concepts and potential therapeutics [J]. J Gastroenterol Hepatol, 2013, 28 (3): 394-400.

[16] MONTALVO-JAVE E E, ESCALANTE-TATTERSFIELD T, ORTEGA-SALGADO J A, et al. Factors in the pathophysiology of the liver ischemia-reperfusion injury [J]. J Surg Res, 2008, 147 (1): 53-159.

[17] GRACIA-SANCHO J, VILLARREAL G, Jr, ZHANG Y Z, et al. Flow cessation triggers endothelial dysfunction during organ cold storage conditions: strategies for pharmacologic intervention [J]. Transplantation, 2010, 90 (2): 142-149.

[18] MAN K, NG K T, LO C M, et al. Ischemia-reperfusion of small liver remnant promotes liver tumor growth and metastases--activation of cell invasion and migration pathways [J]. Liver Transpl, 2007, 13 (12): 1669-1677.

[19] ORCI L A, LACOTTE S, OLDANI G, et al. Effect of ischaemic preconditioning on recurrence of hepatocellular carcinoma in an experimental model of liver steatosis [J]. Br J Surg, 2016, 103 (4): 417-426.

[20] MAN K, LO C M, XIAO J W, et al. The significance of acute phase small-for-size graft injury on tumor growth and invasiveness after liver transplantation [J]. Ann Surg, 2008, 247 (6): 1049-1057.

[21] GOVAERT K M, EMMINK B L, NIJKAMP M W, et al. Hypoxia after liver surgery imposes an aggressive cancer stem cell phenotype on residual tumor cells [J]. Ann Surg, 2014, 259 (4): 750-759.

[22] LING C C, NG K T, SHAO Y, et al. Post-transplant endothelial progenitor cell mobilization via CXCL10/CXCR3 signaling promotes liver tumor growth [J]. J Hepatol, 2014, 60 (1): 103-109.

[23] GHOBRIAL R M, STEADMAN R, GORNBEIN J, et al. A 10-year experience of liver transplantation for hepatitis C: analysis of factors determining outcome in over 500 patients [J]. Ann Surg, 2001, 234 (3): 384-393; discussion 393-384.

[24] SPITZER A L, LAO O B, DICK A A, et al. The biopsied donor liver: incorporating macrosteatosis into high-risk donor assessment [J]. Liver Transpl, 2010, 16 (7): 874-884.

[25] DUTKOWSKI P, SCHLEGEL A, SLANKAMENAC K, et al. The use of fatty liver grafts in modern allocation systems: risk assessment by the balance of risk (BAR) score [J]. Ann Surg, 2012, 256 (5): 861-868;

discussion 868-869.

[26] ANDERT A, ULMER T F, SCHÖNING W, et al. Grade of donor liver microvesicular steatosis does not affect the postoperative outcome after liver transplantation [J]. Hepatobiliary Pancreat Dis Int, 2017, 16 (6): 617-623.

[27] DEROOSE J P, KAZEMIER G, ZONDERVAN P, et al. Hepatic steatosis is not always a contraindication for cadaveric liver transplantation [J]. HPB (Oxford), 2011, 13 (6): 417-425.

[28] BURRA P, LORENO M, RUSSO F P, et al. Donor livers with steatosis are safe to use in hepatitis C virus-positive recipients [J]. Liver Transpl, 2009, 15 (6): 619-628.

[29] CHAVIN K D, TABER D J, NORCROSS M, et al. Safe use of highly steatotic livers by utilizing a donor/ recipient clinical algorithm [J]. Clin Transplant, 2013, 27 (5): 732-741.

[30] LIU A, YANG J K, HU Q, et al. Young plasma attenuates age-dependent liver ischemia reperfusion injury [J]. Faseb J, 2019, 33 (2): 3063-3073.

[31] PARK Y, HIROSE R, COATNEY J L, et al. Ischemia-reperfusion injury is more severe in older versus young rat livers [J]. J Surg Res, 2007, 137 (1): 96-102.

[32] KALOGERIS T, BAINES C P, KRENZ M, et al. Cell biology of ischemia/reperfusion injury [J]. Int Rev Cell Mol Biol, 2012, 298: 229-317.

[33] MATHUR A K, HEIMBACH J, STEFFICK D E, et al. Donation after cardiac death liver transplantation: predictors of outcome [J]. Am J Transplant, 2010, 10 (11): 2512-2519.

[34] DICKSON K M, MARTINS P N. Implications of liver donor age on ischemia reperfusion injury and clinical outcomes [J]. Transplant Rev (Orlando), 2020, 34 (3): 100549.

[35] YAMAUCHI J I, RICHTER S, VOLLMAR B, et al. Warm preflush with streptokinase improves microvascular procurement and tissue integrity in liver graft retrieval from non-heart-beating donors [J]. Transplantation, 2000, 69 (9): 1780-1784.

[36] BOUDJEMA K, GRANDADAM S, COMPAGNON P, et al. Efficacy and safety of Celsior preservation fluid in liver transplantation: one-year follow up of a prospective, multicenter, non-randomized study [J]. Clin Transplant, 2012, 26 (2): 199-207.

[37] GUIBERT E E, PETRENKO A Y, BALABAN C L, et al. Organ preservation: current concepts and new strategies for the next decade [J]. Transfus Med Hemother, 2011, 38 (2): 125-142.

[38] STEGEMANN J, HIRNER A, RAUEN U, et al. Use of a new modified HTK solution for machine preservation of marginal liver grafts [J]. J Surg Res, 2010, 160 (1): 155-162.

[39] SCHOEN M, ROTTER R, GIERER P, et al. Ischemic preconditioning prevents skeletal muscle tissue injury, but not nerve lesion upon tourniquet-induced ischemia [J]. J Trauma, 2007, 63 (4): 788-797.

[40] DESAI K K, DIKDAN G S, SHAREEF A, et al. Ischemic preconditioning of the liver: a few perspectives from the bench to bedside translation [J]. Liver Transpl, 2008, 14 (11): 1569-1577.

[41] ANDREANI P, HOTI E, DE LA SERNA S, et al. Ischaemic preconditioning of the graft in adult living related right lobe liver transplantation: impact on ischaemia-reperfusion injury and clinical relevance [J]. HPB (Oxford), 2010, 12 (7): 439-446.

[42] PAVIONE M A, CARMONA F, DE CASTRO M, et al. Late remote ischemic preconditioning in children undergoing cardiopulmonary bypass: a randomized controlled trial [J]. J Thorac Cardiovasc Surg, 2012, 144 (1): 178-183.

[43] NIEUWENHUIJS-MOEKE G J, PISCHKE S E, BERGER S P, et al. Ischemia and reperfusion injury in

kidney transplantation: relevant mechanisms in injury and repair [J]. J Clin Med, 2020, 9 (1): 253.

[44] BOGENSPERGER C, HOFMANN J, MESSNER F, et al. Ex vivo mesenchymal stem cell therapy to regenerate machine perfused organs [J]. Int J Mol Sci, 2021, 22 (10): 5233.

[45] PEFANIS A, IERINO F L, MURPHY J M, et al. Regulated necrosis in kidney ischemia-reperfusion injury [J]. Kidney Int, 2019, 96 (2): 291-301.

[46] ZHAO H L, ALAM A, SOO A P, et al. Ischemia-reperfusion injury reduces long term renal graft survival: mechanism and beyond [J]. EBioMedicine, 2018, 28: 31-42.

[47] REQUIÃO-MOURA L R, DURÃO JUNIOR MDE S, MATOS A C, et al. Ischemia and reperfusion injury in renal transplantation: hemodynamic and immunological paradigms [J]. Einstein (Sao Paulo), 2015, 13 (1): 129-35.

[48] SALVADORI M, ROSSO G, BERTONI E. Update on ischemia-reperfusion injury in kidney transplantation: pathogenesis and treatment [J]. World J Transplant, 2015, 5 (2): 52-67.

[49] MARTIN J L, GRUSZCZYK A V, BEACH T E, et al. Mitochondrial mechanisms and therapeutics in ischaemia reperfusion injury [J]. Pediatr Nephrol, 2019, 34 (7): 1167-1174.

[50] PATEL P M, CONNOLLY M R, COE T M, et al. Minimizing ischemia reperfusion injury in xenotransplantation [J]. Front Immunol, 2021, 12: 681504.

[51] RAMACHANDRAN V, KOLLI S S, STROWD L C. Review of graft-versus-host disease [J][J]. Dermatol Clin, 2019, 37 (4): 569-582.

[52] STOLP J, ZAITSU M, WOOD K J. Immune tolerance and rejection in organ transplantation [J]. Methods Mol Biol, 2019, 1899: 159-180.

[53] COZZI E, COLPO A, DE SILVESTRO G. The mechanisms of rejection in solid organ transplantation [J]. Transfus Apher Sci, 2017, 56 (4): 498-505.

[54] BATH M F, HOSGOOD S A, NICHOLSON M L. Vasoreactivity to acetylcholine during porcine kidney perfusion for the assessment of ischemic injury [J]. J Surg Res, 2019, 238: 96-101.

[55] 高帅, 司晶, 周智华. 公民逝世后器官捐献肾移植缺血再灌注损伤的对策研究进展 [J]. 中华移植杂志 (电子版), 2020, 14 (5): 324-328.

[56] BLACK C K, TERMANINI K M, AGUIRRE O, et al. Solid organ transplantation in the 21st century [J]. Ann Transl Med, 2018, 6 (20): 409.

[57] HAMEED A M, LU D B, BURNS H, et al. Pharmacologic targeting of renal ischemia-reperfusion injury using a normothermic machine perfusion platform [J]. Sci Rep, 2020, 10 (1): 6930.

[58] WEISSENBACHER A, LO FARO L, BOUBRIAK O, et al. Twenty-four-hour normothermic perfusion of discarded human kidneys with urine recirculation [J]. Am J Transplant, 2019, 19 (1): 178-192.

[59] TATUM R, O'MALLEY T J, BODZIN A S, et al. Machine perfusion of donor organs for transplantation [J]. Artificial organs, 2021, 45 (7): 682-695.

[60] STENBERG B, WILKINSON M, ELLIOTT S, et al. The prevalence and significance of renal perfusion defects in early kidney transplants quantified using 3D contrast enhanced ultrasound (CEUS)[J]. Eur Radiol, 2017, 27 (11): 4525-4531.

[61] HOSGOOD S A, SAEB-PARSY K, WILSON C, et al. Protocol of a randomised controlled, open-label trial of ex vivo normothermic perfusion versus static cold storage in donation after circulatory death renal transplantation [J]. BMJ Open, 2017, 7 (1): e12237.

[62] GUO Z Y, FUNG U E, TANG Y H, et al. The era of "warm organ transplantation" is coming [J]. Am J

Transplants 2018, 18 (8): 2092-2093.

［63］ HOSGOOD S A, THOMPSON E, MOORE T, et al. Normothermic machine perfusion for the assessment and transplantation of declined human kidneys from donation after circulatory death donors [J]. Br J Surg, 2018, 105 (4): 388-394.

［64］ LOHMANN S, POOL M B F, ROZENBERG K M, et al. Mesenchymal stromal cell treatment of donor kidneys during ex vivo normothermic machine perfusion: a porcine renal autotransplantation study [J]. Am J Transplant, 2021, 21 (7): 2348-2359.

［65］ XU J, BUCHWALD J E, MARTINS P N. Review of current machine perfusion therapeutics for organ preservation [J]. Transplantation, 2020, 104 (9): 1792-1803.

［66］ WEISSENBACHER A, VRAKAS G, NASRALLA D, et al. The future of organ perfusion and re-conditioning [J]. Transpl Int, 2019, 32 (6): 586-597.

［67］ 张颖. 缺血- 再灌注损伤 [M]// 王建枝. 钱睿哲病理生理学. 9 版. 北京: 人民卫生出版社, 2018: 155-166.

［68］ RESCH T, CARDINI B, OBERHUBER R, et al. Transplanting marginal organs in the era of modern machine perfusion and advanced organ monitoring [J]. Front Immunol, 2020, 11: 631.

［69］ HESSE K, AITKEN E, CLANCY M, et al. Expanded criteria donor and donation after circulatory death renal allografts in the West of Scotland: their place in the kidney allocation process [J]. Surgeon, 2016, 14 (3): 136-141.

［70］ DIRITO J R, HOSGOOD S A, TIETJEN G T, et al. The future of marginal kidney repair in the context of normothermic machine perfusion [J]. Am J Transplant, 2018, 18 (10): 2400-2408.

［71］ HE X S, CHEN G D, ZHU Z B, et al. The first case of ischemia-free kidney transplantation in humans [J]. Front Med (Lausanne), 2019, 6: 276.

［72］ HOSGOOD S A, NICHOLSON M L. An assessment of urinary biomarkers in a series of declined human kidneys measured during ex vivo normothermic kidney perfusion [J]. Transplantation, 2017, 101 (9): 2120-2125.

［73］ KATHS J M, HAMAR M, ECHEVERRI J, et al. Normothermic ex vivo kidney perfusion for graft quality assessment prior to transplantation [J]. Am J Transplant, 2018, 18 (3): 580-589.

［74］ BELZER F O, KALAYOGLU M, D'ALESSANDRO A M, et al. Organ preservation: experience with University of Wisconsin solution and plans for the future [J]. Clin Transplant, 1990, 4 (2): 73-77.

［75］ DE BOER J D, STRELNIECE A, VAN ROSMALEN M, et al. The effect of histidine-tryptophan-ketoglutarate solution and University of Wisconsin solution: an analysis of the eurotransplant registry [J]. Transplantation, 2018, 102 (11): 1870-1877.

［76］ STEWART Z A, CAMERON A M, SINGER A L, et al. Histidine-tryptophan-ketoglutarate (HTK) is associated with reduced graft survival in deceased donor livers, especially those donated after cardiac death [J]. Am J Transplant, 2009, 9 (2): 286-293.

［77］ VELA D. Keeping heart homeostasis in check through the balance of iron metabolism [J]. Acta Physiol (Oxf), 2020, 228 (1): e13324.

［78］ WOFFORD J D, CHAKRABARTI M, LINDAHL P A. Mössbauer spectra of mouse hearts reveal age-dependent changes in mitochondrial and ferritin iron levels [J]. J Biol Chem, 2017, 292 (13): 5546-5554.

［79］ JAYAKUMAR D, S NARASIMHAN K K, PERIANDAVAN K. Triad role of hepcidin, ferroportin, and Nrf2 in cardiac iron metabolism: from health to disease [J]. J Trace Elem Med Biol, 2021, 69: 126882.

［80］ WEIDMANN H, BANNASCH J H, WALDEYER C, et al. Iron metabolism contributes to prognosis in coronary artery disease: prognostic value of the soluble transferrin receptor within the atherogene study [J]. J Am Heart Assoc, 2020, 9 (9): e015480.

［81］ KOPPENOL W H. The Haber-Weiss cycle--70 years later [J]. Redox Rep, 2001, 6 (4): 229-234.

［82］ CHANG H C, WU R X, SHANG M, et al. Reduction in mitochondrial iron alleviates cardiac damage during injury [J]. EMBO Mol Med, 2016, 8 (3): 247-267.

［83］ KRUSZEWSKI M. Labile iron pool: the main determinant of cellular response to oxidative stress [J]. Mutat Res, 2003, 531 (1-2): 81-92.

［84］ PATEREK A, MACKIEWICZ U, MACZEWSKI M. Iron and the heart: a paradigm shift from systemic to cardiomyocyte abnormalities [J]. J Cell Physiol, 2019, 234 (12): 21613-21629.

［85］ TURER A T, HILL J A. Pathogenesis of myocardial ischemia-reperfusion injury and rationale for therapy [J]. Am J Cardiol, 2010, 106 (3): 360-368.

［86］ ZICOLA E, ARRIGO E, MANCARDI D. H_2S pretreatment is promigratory and decreases ischemia/reperfusion injury in human microvascular endothelial cells [J]. Oxid Med Cell Longev, 2021, 2021: 8886666.

［87］ YELLON D M, HAUSENLOY D J. Myocardial reperfusion injury [J]. N Engl J Med, 2007, 357 (11): 1121-1135.

［88］ THYGESEN K, ALPERT J S, JAFFE A S, et al. Fourth universal definition of myocardial infarction (2018) [J]. J Am Coll Cardiol, 2018, 72 (18): 2231-2264.

［89］ KEELEY E C, BOURA J A, GRINES C L. Primary angioplasty versus intravenous thrombolytic therapy for acute myocardial infarction: a quantitative review of 23 randomised trials [J]. Lancet, 2003, 361 (9351): 13-20.

［90］ NAGPURE B V, BIAN J S. Interaction of hydrogen sulfide with nitric oxide in the cardiovascular system [J]. Oxid Med Cell Longev, 2016, 2016: 6904327.

［91］ SUN Y, TENG Z Y, SUN X J, et al. Exogenous H_2S reduces the acetylation levels of mitochondrial respiratory enzymes via regulating the NAD (+)-SIRT$_3$ pathway in cardiac tissues of *db/db* mice [J]. Am J Physiol Endocrinol Metab, 2019, 317 (2): E284-E297.

［92］ KANG S C, SOHN E H, LEE S R. Hydrogen sulfide as a potential alternative for the treatment of myocardial fibrosis [J]. Oxid Med Cell Longev, 2020, 2020: 4105382.

［93］ KAR S, KAMBIS T N, MISHRA P K. Hydrogen sulfide-mediated regulation of cell death signaling ameliorates adverse cardiac remodeling and diabetic cardiomyopathy [J]. Am J Physiol Heart Circ Physiol, 2019, 316 (6): H1237-H1252.

［94］ KANAGY N L, SZABO C, PAPAPETROPOULOS A. Vascular biology of hydrogen sulfide [J]. Am J Physiol Cell Physiol, 2017, 312 (5): C537-C549.

［95］ SALLOUM F N. Hydrogen sulfide and cardioprotection--mechanistic insights and clinical translatability [J]. Pharmacol Ther, 2015, 152: 11-17.

［96］ JONES I K A, ORLOFF S, BURG J M, et al. Blocking the IL-1 receptor reduces cardiac transplant ischemia and reperfusion injury and mitigates CMV-accelerated chronic rejection [J]. Am J Transplant, 2021, 21 (1): 44-59.

［97］ OBERBARNSCHEIDT M H, ZECHER D, LAKKIS F G. The innate immune system in transplantation [J]. Semin Immunol, 2011, 23 (4): 264-272.

［98］ UEHARA M, SOLHJOU Z, BANOUNI N, et al. Ischemia augments alloimmune injury through IL-6-

driven CD4$^+$ alloreactivity [J]. Sci Rep, 2018, 8 (1): 2461.

［99］　RONCA V, WOOTTON G, MILANI C, et al. The immunological basis of liver allograft rejection [J]. Front Immunol, 2020, 11: 2155.

［100］　LAND W. Innate alloimmunity: history and current knowledge [J]. Exp Clin Transplant, 2007, 5 (1): 575-584.

［101］　BALDWIN W M, SAMANIEGO-PICOTA M, KASPER E K, et al. Complement deposition in early cardiac transplant biopsies is associated with ischemic injury and subsequent rejection episodes [J]. Transplantation, 1999, 68 (6): 894-900.

［102］　SEKI A, FISHBEIN M C. Predicting the development of cardiac allograft vasculopathy [J]. Cardiovasc Pathol, 2014, 23 (5): 253-260.

［103］　BATAL I, AZZI J, MOUNAYAR M, et al. The mechanisms of up-regulation of dendritic cell activity by oxidative stress [J]. J Leukoc Biol, 2014, 96 (2): 283-293.

［104］　MILLER C L, MADSEN J C. IL-6 directed therapy in transplantation [J]. Curr Transplant Rep, 2021, 8 (3): 191-204.

［105］　CHUN N, FAIRCHILD R L, LI Y, et al. Complement dependence of murine costimulatory blockade-resistant cellular cardiac allograft rejection [J]. Am J Transplant. 2017, 17 (11): 2810-2819.

［106］　WIESNER R H, LUDWIG J, VAN HOEK B, et al. Current concepts in cell-mediated hepatic allograft rejection leading to ductopenia and liver failure [J]. Hepatology, 1991, 14 (4 Pt 1): 721-729.

［107］　GARCÍA SÁEZ D, ZYCH B, SABASHNIKOV A, et al. Evaluation of the organ care system in heart transplantation with an adverse donor/recipient profile [J]. Ann Thorac Surg, 2014, 98 (6): 2099-2105; discussion 2105-2096.

［108］　STAMP N L, SHAH A, VINCENT V, et al. Successful heart transplant after ten hours out-of-body time using the transmedics organ care system [J]. Heart Lung Circ, 2015, 24 (6): 611-613.

第四章
缺血再灌注损伤与免疫

IRI 是器官血液供应中断后再次恢复导致的损伤。IRI 是肝移植手术中肝损伤的重要原因,是肝移植术后移植物功能障碍的主要潜在原因。IRI 是一个复杂的过程,涉及多种细胞类型和途径。器官移植中缺血造成损伤的主要原因是机体组织供血不足导致氧合不良、细胞代谢中断。恢复先前缺血组织的血流的过程称为再灌注。在这个过程中,厌氧副产物堆积、活性氧产生会进一步加剧组织损伤。IRI 可能是多种干预方式导致的,包括肝切除、移植和创伤性损伤。作为肝移植的主要并发症,IRI 需要被进一步研究以降低其对手术结果的影响。缺血导致细胞内缺氧,线粒体氧化呼吸链中断最终导致一系列代谢紊乱。再灌注损伤主要是氧气再次引入缺血组织时产生 ROS 损伤细胞。缺血分为冷缺血和热缺血。冷缺血低温保存期间,肝内皮损伤是导致肝 IRI 的始动因素,导致移植物微循环差、血小板激活、血管持续收缩、黏附分子上调、氧化应激、库普弗细胞激活、中性粒细胞浸润、肝细胞死亡,从而导致移植术后原发性移植物无功能和原发性移植物功能不全。IRI 时,库普弗细胞起重要作用,产生许多炎症介质。中性粒细胞也被激活并募集到肝脏,从而影响肝实质细胞。缺血期间,细胞能量缺乏干扰了跨膜转运,导致库普弗细胞和肝窦间隙内皮细胞水肿。IRI 期间,由于 NO 合成减少和 ROS 水平升高导致的 NO 清除增加,肝内 NO 水平降低。降低的 NO 水平和加剧产生的内皮素(endothelin,ET)、血栓素 A2(thromboxane A2,TXA2)之间的不平衡,使窦腔狭窄、微循环障碍。除了固有免疫细胞,适应性免疫系统的 T 细胞也参与了缺血再灌注损伤的发生发展过程,包括 CD4$^+$T 细胞、CD8$^+$T 细胞、γδT 细胞等。另外,在 IRI 过程中,CD4$^+$T 细胞可通过抗原非依赖的方式激活炎症免疫反应,分泌细胞因子和表达共刺激分子,调控固有免疫反应,并影响组织稳态及组织修复。

一、肝脏巨噬细胞

肝脏中的巨噬细胞根据来源可以分为驻留在肝脏的库普弗细胞和单核细胞衍生的巨噬细胞。库普弗细胞是肝脏常驻的巨噬细胞,位于肝窦内,在肝脏免疫应答中发挥关键作用。单核细胞衍生的巨噬细胞由外周血中循环的单核细胞分化而来,可以维持和放大库普弗细胞触发的炎症反应。巨噬细胞有 M1 和 M2 两种亚型,M1 型巨噬细胞主要发挥促炎作用,M2 型巨噬细胞主要发挥抗炎作用。M1 型巨噬细胞产生多种促炎细胞因子,如 TNF-α、IFN-γ、IL-1、IL-6、IL-12 等,导致 IRI。M2 型巨噬细胞产生抗炎细胞因子 IL-10 和极低水平的 IL-12,可以促进组织修复,从而改善 IRI。在肝脏 IRI 过程中,肝脏巨噬细胞受微环境中不同细胞因子诱导可向 M1 型或 M2 型分化。发生 IRI 时,肝细胞缺血坏死释放的内源性损伤相关分子模式到肝脏中,可与肝脏巨噬细胞 TLR4 受体结合,激活核因子 κB(nuclear factor kappa B,NF-κB)信号通路,促进巨噬细胞向 M1 型极化,同时肝脏巨噬细胞活化释放的促炎细胞因子 IFN-γ、TNF 也可与肝脏巨噬细胞 TLR4 受体结合,促进巨噬细胞向 M1 型极化。极化后的 M1 型巨噬细胞释放更多的 ROS,持续加重组织损伤。

在 IRI 后 48~72 小时,损伤部位可观察到 M1 型巨噬细胞减少,M2 型巨噬细胞增多。M2 型巨噬细胞产生的 IL-10 可抑制 NF-κB 活化,从而显著抑制促炎细胞因子如 TNF-α、IL-1β、IFN-γ、IL-2、ICAM-1 等的表达,在肝脏 IRI 中起保护作用。

二、中性粒细胞

IRI 发生时,肝脏巨噬细胞分泌的 TNF-α 和 IL-1 上调中性粒细胞上的 Mac-1(CD11b/CD18)黏附蛋白,并诱导 IL-8 产生,进一步促进实质内中性粒细胞的募集。IL-1 具有刺激中性粒细胞释放 ROS 的潜力,这进一步导致库普弗细胞分泌 TNF-α。TNF-α 刺激肝窦间隙内皮细胞腔内侧表达细胞间黏附分子(intercellular adhesion molecule-1,ICAM-1),有助于中性粒细胞滚动、结合和外渗。TNF-α 也会诱导肝窦间隙内皮细胞表达对中性粒细胞募集至关重要的 P 选择素。TNF-α 还可以使其他分子释放增多,包括巨噬细胞炎症蛋白 2(macrophage inflammatory proteins-2,MIP-2)、上皮中性粒细胞激活蛋白 -78(epithelial neutrophil activating protein-78,ENA-78)、细胞因子诱导的中性粒细胞趋化因子(cytokine-induced neutrophil chemokines,CINC)和许多 CXC 基序趋化因子。IL-1 和 TNF-α 招募并激活 CD4$^+$T 淋巴细胞,激活的 CD4$^+$T 淋巴细胞产生粒细胞 - 巨噬细胞集落刺激因子、IFN-γ 和 TNF-β。这些细胞因子放大库普弗细胞的激活效应,促进中性粒细胞募集和黏附到肝窦。活化的中性粒细胞通过释放 ROS 和多种蛋白酶促进 IRI(图 4-0-1)。

三、T 细胞

T 细胞的活化需要 T 细胞表面的 T 细胞受体(T cell receptor,TCR)与抗原提呈细胞(antigen presenting cell,APC)表面的组织相容性抗原复合物(MHC)相结合。这种结合可以分为直接方式(受体 TCR 与供体 APC 表面未经处理的 MHC 相结合)与非直接方式(供体 MHC 蛋白被受体 APC 吞噬、处理后提呈到细胞表面,与受体 TCR 结合)。在缺血再灌注损伤的小鼠动物模型中,利用 T 细胞缺陷小鼠以及对摘除胸腺的小鼠进行 T 细胞过继转输的研究表明:CD4$^+$T 细胞与 CD8$^+$T 细胞均在缺血再灌注损伤中发挥重要作用。

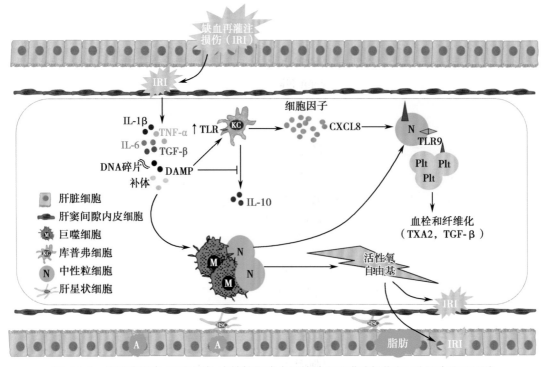

图 4-0-1 库普弗细胞、巨噬细胞、中性粒细胞介导的缺血再灌注损伤（IRI）细胞分子通路

IRI 引起肝细胞和肝窦间隙内皮细胞的凋亡并释放 IL-1β、IL-6、TNF-α、TGF-β、DAMPS、DNA 片段和补体等各类炎症因子；DAMPS 诱导库普弗细胞的 TLR 活化并抑制 IL-10 的产生，使得库普弗细胞向炎症表型分化并释放 CXCL8、IL-1β、TNF-α、IFN-γ、IL-12 等炎性因子，这些因子在缺血再灌注损伤早期和晚期分别诱导中性粒细胞和巨噬细胞的迁移，同时也通过中性粒细胞上的 CD11b/CD18a 和肝窦间隙内皮细胞上的 ICAM1 进一步促进中性粒细胞黏附和外渗进入肝实质。此外，这些因此通过上调肝窦间隙内皮细胞上的 P-选择素促进血小板黏附和活化，活化后的血小板会释放影响血管张力（TXA2 和血清素）、调节局部血栓形成（PAI-1）、诱导纤维化（TGF-β）的细胞因子；中性粒细胞和巨噬细胞通过释放 ROS 等破坏因子引起组织进一步损伤。

　　CD4$^+$T 细胞的 TCR 与 MHC-Ⅱ类分子相结合。活化后，在细胞因子、共刺激分子的作用下，CD4$^+$T 细胞可以分化为不同亚群，通过分泌不同的细胞因子来介导炎症，主要有 Th1 细胞、Th2 细胞、Th17 细胞。Th1 细胞分泌细胞因子 IFN-γ，关键转录因子为 STAT-4 和 T-bet。通过分泌 IFN-γ，Th1 细胞可以激活巨噬细胞，导致炎症因子的表达、毒性物质（如 ROS、NO 等）的产生、共刺激分子的表达（加强巨噬细胞作为 APC 的功能）等。STAT-4 缺陷小鼠可以减缓肾脏 IRI。Th2 细胞分泌细胞因子 IL-4、IL5 及 IL-13，关键转录因子为 STAT-6 和 GATA-3。IL-4 可以作用于 B 细胞促进 IgE 抗体的产生，并且 IgE 抗体可与肥大细胞结合从而活化肥大细胞。此外，IL-4 和 IL-13 具有促进巨噬细胞向 M2 型分化的作用，M2 型巨噬细胞可促进组织修复。因此，Th2 细胞可能在 IRI 中具有保护作用。STAT-6 缺陷小鼠的 Th2 细胞表型被抑制，肾脏 IRI 加剧。Th17 细胞分泌细胞因子 IL-17、IL-22，关键转录因子包括 RORγt 和 STAT-3。大量文献报道 IL-17 参与 IRI 的发生发展。然而 IL-17 主要由非传统的 T 细胞或固有免疫细胞表达和分泌。IL-17 可通过激活和募集中性粒细胞发挥促炎作用,而中性粒细胞也可分泌 IL-17 引起反馈性炎症免疫激活级联反应。有研究表明干扰素调节因子 -3(interferon regulatory factor,IRF-3)缺陷促进肝脏巨噬细胞表达分泌 IL-23,从而激活肝脏恒定型自然杀伤 T(invariant NKT,iNKT)细胞和 γδT 细胞产生 IL-17A,介导延迟性中性粒细胞相关炎症性肝损伤。此外,研究显示非传统的 CD3$^+$T 细胞(淋巴细胞和双阴性 T 细胞)作为 IL-17A 来源,也参与肝脏急性 IRI 的后期阶段。除肝脏 IRI,心脏和肺脏 IRI 模型中 IL-17 途径也可被激活。冠状动脉结扎和再灌注可导致 γδ T 细胞产生 IL-17,引起心肌细胞凋亡和中性粒细胞浸润。在肺脏 IRI 中,iNKT 细胞可产生 IL-17A 来发挥作用。此外,在小鼠后肢缺血模型中发现 Th17 细胞具有独特的功能,即在血液复流 14~21 天后 Th17 细胞能够促成新生血管形成。在小鼠脑部 IRI 模型中,IRI 早期巨噬细胞分泌 IL-23 来活化 γδ T 细胞,而不是由 CD4$^+$T 细胞产生 IL-17,而 IL-17 在 IRI 晚期神经元死亡中发挥关键作用。STAT-3 敲除小鼠可以通过下调 Th17 细胞来抑制肾脏 IRI。需要注意的是,CD4$^+$T 细胞的分化可塑性很高,不同亚群之间在特定条件下可以相互转化。

调节性 T 细胞也是 CD4$^+$T 细胞的一个亚群,具有抑制固有免疫和适应性免疫、维持自身耐受的功能,从而在 IRI 中具有保护作用。调节性 T 细胞的表面标志物为 CD25,标志性转录因子为 Foxp3,分泌免疫抑制细胞因子 IL-10、TGF-β。TGF-β 可抑制细胞的增殖与效应功能,包括 T 细胞、巨噬细胞、中性粒细胞、内皮细胞等。并且,TGF-β 具有促进组织修复的作用。IL-10 能够抑制活化的巨噬细胞、树突状细胞产生 IL-12、IFN-γ,还可以通过抑制巨噬细胞、树突状细胞表达 MHC-Ⅱ类分子、共刺激分子来抑制 T 细胞的活化与功能。在移植中,多项调节性 T 细胞相关的临床试验旨在诱导移植物耐受。无论是减轻 IRI,还是诱导耐受,调节性 T 细胞在临床上的应用仍然有许多待解决的问题:调节性 T 细胞的稳定性(是否会转化为炎性 T 细胞,如 Th17 细胞等)、调节性 T 细胞抑制功能的稳定性、免疫抑制剂对调节性 T 细胞表型以及功能的影响等。

共刺激分子对于 T 细胞的分化与功能有关键作用。除了 TCR,T 细胞的活化还需要 B7-CD28 共刺激信号,否则 T 细胞会发生免疫无能与凋亡。B7 还可以与 CTLA-4 结合,因此利用 CTLA-4 融合蛋白可以阻断 B7-CD29 信号,从而抑制免疫应答。在小鼠肝脏 IRI 模型中,研究表明 CD4$^+$T 细胞可以在炎症环境中,不需要抗原提呈而被激活,这个过程依赖于 CD40-CD4L(CD154)共刺激信号通路,因为阻断 CD154 可以抑制该条件下的 IRI,中和 IFN-γ 则不能。相关机制为:IRI 导致内皮细胞、巨噬细胞表面高表达 CD40,与 T 细胞表面的 CD40 受体相结合,促进肝组织炎症与损伤。此外,动物实验以及临床研究均显示,阻断 CD40-CD40L 通路可以诱导移植物的长期存活。与之相反,活化 PD-1/B7-H1 共刺激信号可以通过抑制 T 细胞活化、巨噬细胞功能来缓解肝脏 IRI。

四、无缺血器官移植术后患者的免疫状态

常规移植技术均采用快速冷灌注方法获取器官,然后在体外进行静态冷保存,最后同样

在低温条件下进行器官植入,缺血、缺氧贯穿器官移植全过程,器官复流后不可避免会遭受IRI。在肝移植中,IRI会导致原发性移植物无功能或功能延迟,以及缺血性胆道病变等多种并发症,是影响移植预后和器官利用率的主要原因之一。

中山大学附属第一医院器官移植中心创立的无缺血肝移植(ischemia-free liver transplantation, IFLT)完全避免了IRI,实现了供肝获取、保存和植入全过程的血流不中断。2017年7月,实现了从大动物实验模型到临床应用的转化,实施了全球首例临床无缺血肝移植。研究成果发表在著名移植杂志《美国移植杂志》(*American Journal of Transplantation*)上,技术视频被作为亮点研究在杂志官网首页展示。截至2021年10月已完成上百例无缺血肝移植,均获成功。术后谷草转氨酶(glutamic-oxaloacetic transaminase, GOT)峰值较传统肝移植降低了75%,几乎避免了原发性移植物无功能(6% *vs.* 0)及早期移植物功能不全(53% *vs.* 2.5%)的发生。复流后供肝活检病理、代谢组学和转录组学等检测证实无缺血肝移植可避免IRI的发生。前期转录组学分析显示常规技术组分别有805个基因表达显著上调和58个基因表达显著下调,而无缺血肝移植组仅有11个基因表达显著上调和11个基因表达显著下调,提示在无缺血肝移植中基因转录重编程基本未启动。京都基因与基因组库分析进一步显示,在常规肝移植中,差异表达基因富集的前10位通路中就包括了IL-1信号通路、细胞因子-细胞因子受体相互作用通路、IL-17信号通路、TNF信号通路、丝裂原活化蛋白激酶(mitogen activated protein kinase, MAPK)信号通路及NF-κB信号通路等6条炎症反应相关通路,无缺血肝移植组几乎没有差异表达基因富集在这些通路,提示无缺血肝移植可明显抑制缺血再灌注损伤过程中的无菌性炎症反应。

无缺血肝移植显著改善了移植物IRI。从组织学上看,无缺血组的移植物中凋亡的肝细胞数更少,超微结构几乎正常,而且公认的IRI的病理特征大大减少。并且,血管性血友病因子(von Willebrand factor, vWF)染色显示无缺血组的移植物肝窦间隙内皮细胞活化并不明显。常规组移植物中与IRI相关的促炎细胞因子TNF-α、IL-1β、IL-6的转录水平在移植血管重建后显著增加,趋化因子CXCL1、CXCL2、CXCL3的转录水平也显著增加,而无缺血组保持稳定的较低水平。京都基因与基因组库分析发现无缺血组中MAPK、Akt、NF-κB等在IRI过程中起关键作用的信号通路几乎都没有被激活。

无缺血肝移植显著抑制局部和全身的炎症。无缺血组的移植物中T细胞数量和常规组相当,NK细胞不管是保存结束时还是移植血管重建后都显著少于常规组,而巨噬细胞在血管重建后显著增多。转录组分析显示移植血管重建后无缺血组中与T细胞活化、巨噬细胞活化以及NK介导免疫、中性粒细胞介导免疫相关的一系列基因表达显著下调。无缺血组的受者移植后第1天血浆中IL-1、IL-1RA、IL-2、IL-8、IL-10、IL-15、IL-17A、TNF-α、IFN-γ、IP-10、MCP-1、GM-CSF这14种细胞因子水平相较于常规组明显降低,呈现局部和全身炎症受水平降低的状态。

(侍晓敏　高伊昉)

参考文献

［1］ GRACIA-SANCHO J, CASILLAS-RAMIREZ A, PERALTA C. Molecular pathways in protecting the liver from ischaemia/reperfusion injury: a 2015 update [J]. Clin Sci (Lond), 2015, 129 (4): 345-362.

［2］ YE L P, HE S Q, MAO X L, et al. Effect of hepatic macrophage polarization and apoptosis on liver ischemia and reperfusion injury during liver transplantation [J]. Front Immunol, 2020, 11: 1193.

［3］ SHAPOURI-MOGHADDAM A, MOHAMMADIAN S, VAZINI H, et al. Macrophage plasticity, polarization, and function in health and disease [J]. J Cell Physiol, 2018, 233 (9): 6425-6440.

［4］ CHISTIAKOV D A, MYASOEDOVA V A, REVIN V V, et al. The impact of interferon-regulatory factors to macrophage differentiation and polarization into M1 and M2 [J]. Immunobiology, 2017, 223 (1): 101-111.

［5］ BILZER M, GERBES A L. Preservation injury of the liver: mechanisms and novel therapeutic strategies [J]. J Hepatol, 2000, 32 (3): 508-515.

［6］ DAL-SECCO D, WANG J, ZENG Z T, et al. A dynamic spectrum of monocytes arising from the in situ reprogramming of CCR2 + monocytes at a site of sterile injury [J]. J Exp Med, 2015, 212 (4): 447-456.

［7］ LU T F, YANG T H, ZHONG C P, et al. Dual effect of hepatic macrophages on liver ischemia and reperfusion injury during liver transplantation [J]. Immune Netw, 2018, 18 (3): e24.

［8］ WITTHAUT R, FARHOOD A, SMITH C W, et al. Complement and tumor necrosis factor-alpha contribute to Mac-1 (CD11b/CD18) up-regulation and systemic neutrophil activation during endotoxemia in vivo [J]. J Leukoc Biol, 1994, 55 (1): 105-111.

［9］ THORNTON A J, STRIETER R M, LINDLEY I, et al. Cytokine-induced gene expression of a neutrophil chemotactic factor/IL-8 in human hepatocytes [J]. J Immunol, 1990, 144 (7): 2609-2613.

［10］ PERRY B C, SOLTYS D, TOLEDO A H, et al. Tumor necrosis factor-alpha in liver ischemia/reperfusion injury [J]. J Invest Surg, 2011, 24 (4): 178-188.

［11］ PERALTA C, FERNÁNDEZ L, PANÉS J, et al. Preconditioning protects against systemic disorders associated with hepatic ischemia-reperfusion through blockade of tumor necrosis factor-induced P-selectin up-regulation in the rat [J]. Hepatology, 2001, 33 (1): 100-113.

［12］ SELZNER N, RUDIGER H, GRAF R, et al. Protective strategies against ischemic injury of the liver [J]. Gastroenterology, 2003, 125 (3): 917-936.

［13］ ANAYA-PRADO R, TOLEDO-PEREYRA L H, LENTSCH A B, et al. Ischemia/reperfusion injury [J]. J Surg Res, 2002, 105 (2): 248-258.

［14］ RICHARDS J A, WIGMORE S J, ANDERTON S M, et al. NKT cells are important mediators of hepatic ischemia-reperfusion injury [J]. Transpl Immunol, 2017, 45: 15-21.

［15］ CALDWELL C C, TSCHOEP J, LENTSCH A B. Lymphocyte function during hepatic ischemia/reperfusion injury [J]. J Leukoc Biol, 2007, 82 (3): 457-464.

［16］ YILMAZ G, ARUMUGAM T V, STOKES K Y, et al. Role of T lymphocytes and interferon-gamma in ischemic stroke [J]. Circulation, 2006, 113 (17): 2105-2112.

［17］ BURNE M J, DANIELS F, EL GHANDOUR A, et al. Identification of the CD4[+] T cell as a major pathogenic factor in ischemic acute renal failure [J]. J Clin Invest, 2001, 108 (9): 1283-1290.

［18］ SHICHITA T, SUGIYAMA Y, OOBOSHI H, et al. Pivotal role of cerebral interleukin-17-producing gammadelta T cells in the delayed phase of ischemic brain injury [J]. Nat Med, 2009, 15 (8): 946-950.

[19] TAKADA M, CHANDRAKER A, NADEAU K C, et al. The role of the B7 costimulatory pathway in experimental cold ischemia/reperfusion injury [J]. J Clin Invest, 1997, 100 (5): 1199-1203.

[20] HOCHEGGER K, SCHÄTZ T, ELLER P, et al. Role of alpha/beta and gamma/delta T cells in renal ischemia-reperfusion injury [J]. Am J Physiol Renal Physiol, 2007, 293 (3): F741-F747.

[21] KUBOKI S, SAKAI N, TSCHÖP J, et al. Distinct contributions of CD4[+] T cell subsets in hepatic ischemia/reperfusion injury [J]. Am J Physiol Gastrointest Liver Physiol, 2009, 296 (5): G1054-G1059.

[22] SATPUTE S R, PARK J M, JANG H R, et al. The role for T cell repertoire/antigen-specific interactions in experimental kidney ischemia reperfusion injury [J]. J Immunol, 2009, 183 (2): 984-992.

[23] LI L, HUANG L P, VERGIS A L, et al. IL-17 produced by neutrophils regulates IFN-gamma-mediated neutrophil migration in mouse kidney ischemia-reperfusion injury [J]. J Clin Invest, 2010, 120 (1): 331-342.

[24] ZHAI Y, QIAO B, GAO F, et al. Type Ⅰ, but not type Ⅱ, interferon is critical in liver injury induced after ischemia and reperfusion [J]. Hepatology, 2008, 47 (1): 199-206.

[25] UCHIDA Y, KE B, FREITAS M C, et al. The emerging role of T cell immunoglobulin mucin-1 in the mechanism of liver ischemia and reperfusion injury in the mouse [J]. Hepatology, 2010, 51 (4): 1363-1372.

[26] KONO H, FUJII H, OGIKU M, et al. Role of IL-17A in neutrophil recruitment and hepatic injury after warm ischemia-reperfusion mice [J]. Immunol, 2011, 187 (9): 4818-4825.

[27] FENG M, LI G Q, QIAN X F, et al. IL-17A-producing NK cells were implicated in liver injury induced by ischemia and reperfusion [J]. Int Immunopharmacol, 2012, 13 (2): 135-140.

[28] TAN Z M, JIANG R Q, WANG X H, et al. RORγ t+IL-17+ neutrophils play a critical role in hepatic ischemia-reperfusion injury [J]. J Mol Cell Biol, 2013, 5 (2): 143-146.

[29] LOI P, YUAN Q, TORRES D, et al. Interferon regulatory factor 3 deficiency leads to interleukin-17-mediated liver ischemia-reperfusion injury [J]. Hepatology, 2013, 57 (1): 351-361.

[30] EGGENHOFER E, ROVIRA J, SABET-BAKTACH M, et al. Unconventional RORγ t+ T cells drive hepatic ischemia reperfusion injury [J]. J Immunol, 2013, 191 (1): 480-487.

[31] PARK S W, KIM M, BROWN K M, et al. Paneth cell-derived interleukin-17A causes multiorgan dysfunction after hepatic ischemia and reperfusion injury [J]. Hepatology, 2011, 53 (5): 1662-1675.

[32] GELDERBLOM M, WEYMAR A, BERNREUTHER C, et al. Neutralization of the IL-17 axis diminishes neutrophil invasion and protects from ischemic stroke [J]. Blood, 2012, 120 (18): 3793-3802.

[33] HE X S, GUO Z Y, ZHAO Q, et al. The first case of ischemia-free organ transplantation in humans: a proof of concept [J]. Am J Transplant, 2018, 18 (3): 737-744.

[34] RAO J, QIAN X, LI G, et al. ATF3-mediated NRF2/HO-1 signaling regulates TLR4 innate immune responses in mouse liver ischemia/reperfusion injury [J]. Am J Transplant, 2015, 15 (1): 76-87.

第五章
无缺血肝移植

第一节　肝脏常温机械灌注

器官移植被誉为 20 世纪的医学奇迹,而肝移植作为移植医学中重要的组成部分,备受瞩目。移植例数逐年增多,成为了移植时代前行的标志。然而,近年来器官捐献率和移植预后难以得到质的提升,暗示了移植领域发展瓶颈的到来。器官短缺及移植预后难以提升背后有着共同的技术原因——器官缺血再灌注损伤。一方面,使用扩大标准供肝是增加器官来源的重要途径,但是该类器官对缺血再灌注损伤尤为敏感,常引起 PNF、早期移植物功能不全或缺血性胆道病变等严重并发症,导致该类器官利用率低;另一方面,即使是标准供肝,在遭受缺血再灌注损伤后,也会出现复流后综合征、排斥反应及急性肾损伤等并发症,影响移植疗效。在最近 10 年里,MP 被越来越多地应用于器官的保存,大有取代 SCS 的趋势。

一、肝脏机械灌注技术的概述

SCS 一直是器官离体保存的标准方式,具有成本低、效能佳及操作简便的显著优点。然而,以供肝保存为例,SCS 会带来缺血损伤,直接影响了肝窦间隙内皮细胞和肝微血管系统其他成分的损伤,进而激活局部急性炎症反应。MP 通过给予器官灌注液(各种含氧或不含氧的混合液体),以维持细胞代谢并防止冷缺血损伤。肝移植领域的开创人 Starzl 在早期移植手术中,便采用了 MP 理念的"雏形":稀释血液,进行低流量灌注。然而,MP 在随后的一段时间并没有推广开来,首要原因便是 MP 技术不成熟,效果较差,操作复杂。直至 21 世纪初,多个 MP 技术的临床前及临床试验使 MP 技术重新焕发光彩。

(一) 低温机械灌注

低温可以有效地减慢细胞代谢,从而减轻器官因缺氧导致应激或炎症损伤。HMP 的温度要求为 4℃,可降低肝细胞代谢率,而减轻器官损伤。HMP 操作简便,有可能在边缘供肝肝移植中发挥一定的作用。2010 年,美国哥伦比亚大学医学中心的 Guarrera 等首次开展了使用 HMP(不含氧)保存人类肝脏的前瞻性临床试验。与传统的 SCS 相比,HMP 组的患者术后肝肾功能恢复更佳,术后并发症发生率更低,炎症和细胞损伤的标志物也降低了。

HMP 正式步入移植领域,欧洲的两个移植中心对 HMP 分别进行了改进,在灌注回路中增加氧合,从而为组织细胞提供一定的供氧,以改善器官保存效果。这种技术包括门静脉的低温有氧机械灌注(HOPE)以及门静脉和肝动脉双通路低温有氧机械灌注(dual hypothermic oxygenated machine perfusion,D-HOPE)。这种技术操作简单,不需要对现有临床常规操作产生影响。在捐献医院获取器官后,冷保存运输到移植医院后修整,在病肝切除阶段应用该项技术 2 小时恢复氧合即可以植入患者体内。

瑞士苏黎世大学的 Schlegel 等将 HOPE 治疗的 DCD 肝移植(n=50)与匹配的未治疗 DCD 肝移植(n=50)和常规 SCS 保存的 DBD 肝移植(n=50)进行比较。结果显示,虽然 HOPE 组有更长时间的热缺血时间,HOPE 治疗后 DCD 肝移植患者的 5 年移植存活率为 94%,而未治疗的 DCD 肝移植患者 2 年移植存活率仅为 78%。结果提示 HOPE 似乎是治疗移植前 DCD 供肝的简单而又有效的方法。荷兰格罗宁根大学医学中心的 Porte 等将 D-HOPE 应用于 DCD 肝移植。他们比较了终末缺血 D-HOPE 组(n=10)与传统 SCS 的 DCD 组(n=20)。结果显示,HOPE 组的 6 个月和 1 年移植物存活率均为 100%,而传统 SCS 的 DCD 组为 80% 和 67%。此外,D-HOPE 显著改善了移植后肝功能。2021 年,同样是荷兰格罗宁根大学医学中心,Porte 等开展的一项 HOPE 的多中心、前瞻性、随机对照的临床试验,结果发表在《新英格兰医学杂志》(*The New England Journal of Medicine*)。结果显示,与传统的 SCS 相比,HOPE 可以有效降低 DCD 供肝移植术后非吻合性胆道狭窄的风险。

(二)常温机械灌注

与 HMP 相比,NMP 在技术上要求更高,因为体外肝脏处于 37℃下,细胞维持着接近生理状态的代谢功能,这也要求体外灌注设备需要持续为细胞输送营养和氧气,要保证体外保存期间肝脏的生理需求。NMP 的操作更为复杂。2018 年,英国伦敦国王学院的 Jassem 等研究表明:与常规冷保存相比,NMP 减少了肝实质细胞的坏死和凋亡,减轻了中性粒细胞的浸润,并将肝组织的基因表达谱由促炎转变为促组织愈合和再生。鉴于肝脏具有完全代谢活性,NMP 还提供了在体内再灌注之前评估移植物活力的最佳手段。

2001 年,英国牛津大学的 Friend 等成功对 5 个猪肝脏进行了 5 个小时的 NMP。2016 年,同样是英国牛津大学 Friend 等,开展了首次人体的 NMP 肝移植 I 期临床试验,结果显示,与传统 SCS 相比,NMP 组的术后 7 天内谷草转氨酶峰值显著降低,术后 30 天移植物存活率相似。此外,多个 NMP 的肝移植临床研究均表明,NMP 有助于减少复流后综合征及供肝的废弃。然而,也有一些反对 NMP 应用的报道。2017 年,加拿大阿尔伯塔大学的 Bral 等研究表明,与 NMP 组相比,SCS 组肝脏显示出相同或稍好的临床结果。目前,最高级别的证据来自于 2019 年英国牛津大学的 Nasralla 等开展的一项 220 例随机对照的 NMP 临床试验,发表在《自然》(*Nature*)上。结果表明,与 SCS 相比,NMP 组的术后转氨酶水平降低了 50%,器官丢弃率降低了 50%,肝脏平均保存时间延长了 54%,但胆道并发症和移植物生存率无显著差异。

（三）亚低温机械灌注

SNMP 是 12~35℃的替代灌注技术,在较低的温度范围内,灌注循环中没有红细胞,但也能给予足够的氧气供应。与 NMP 相比,线粒体电子转移减缓,可能会减少再灌注损伤的发生。体外温度维持在 20℃时,与 HMP 相比,保持供氧的 SNMP 能够减轻对严格低温的温度要求;与 NMP 相比,能够避免常温下肝脏对氧气的严格依赖,SNMP 能有效地简化操作流程并降低成本。

2013 年,德国波恩大学的 Minor 等开展了第一例 SNMP 的研究,在最初的 HOPE 治疗后,肝脏经过受控氧合复温(controlled oxygenated rewarmed,COR)灌注,并逐渐达到常温。2014 年,美国波士顿哈佛医学院 Bruinsma 等使用 SNMP 进行离体保存和恢复供肝,结果表明 SNMP 能够有效地维持肝功能,同时损伤最小,并维持或改善了缺血后的肝脏摄氧量、胆汁生成和肝组织 ATP 含量。

二、无缺血肝移植过程中常温机械灌注

为了彻底避免移植物缺血再灌注损伤,中山大学附属第一医院何晓顺教授团队提出了一种独特的解决方案——无缺血器官移植(ischemia-free organ transplantation,IFOT)。在 IFOT 过程中,供体器官在获取、保存和植入全过程维持 NMP 供血。2017 年,该团队成功实施了全球首例人体无缺血肝移植(ischemia-free liver transplantation,IFLT)。肝脏灌注流入道是通过对门静脉和胃十二指肠或脾动脉进行插管来建立的。灌注流出是通过肝下下腔静脉插管建立的。插管与 NMP 设备的灌注管或器官槽相连。在原位 NMP 建立后,肝脏被获取并移动到 NMP 设备的器官槽中,以进行连续的体外 NMP。病变肝脏的肝切除完成后,将供体肝脏移至受者腹腔并在原位 NMP 下进行植入。令人鼓舞的是,第一例 IFLT 供肝有 85%~90% 的大泡性脂肪变性。众所周知,超过 60% 大泡性脂肪变性供肝在世界各地的大多数移植中心都会被丢弃。此外,肝脏活检样本的病理学研究表明,IFLT 在很大程度上避免了移植肝的缺血再灌注损伤。因此,首例 IFLT 的成功实施证实了 IFOT 概念的可行性和有效性。

与 IFLT 全过程均使用 NMP 维持供肝血供不同,国外仅将 NMP 应用于器官保存阶段,供肝在获取以及供肝植入过程中,均会经历冷缺血。因此,在 NMP 开始与移植物复流后,器官均会受到缺血再灌注损伤的"二次打击",进而减弱其疗效。

三、常温机械灌注中供肝判定标准的研究进展

NMP 一个突出的优势是可以判定器官的活力。2019 年,荷兰格罗宁根大学对具有活力的器官提出了以下标准:常温灌注 2.5 小时后,胆汁碳酸氢盐>18mmol/L;胆汁 pH>7.48;胆汁葡萄糖浓度<16mmol/L;胆汁 / 灌注液糖浓度<0.67;胆汁 LDH<3 689U/L。2023 年,奥地利因斯布鲁克医科大学提出,常温灌注 2 小时且不额外补充碳酸氢钠的情况下:①乳酸水平迅速降低和 ≤ 18mg/dl;②维持生理 pH(7.3~7.45);③警惕异常高水平的谷草转氨酶(GOT)、谷丙转氨酶(glutamic-pyruvic transaminase,GPT)以及 LDH(>10 000U/L),或这些指标急剧下降。同

年,英国伯明翰大学提出单中心标准:常温灌注4小时内,乳酸<2.5mmol/L;灌注开始4小时内,满足以下至少两项说明器官具有活力:①胆汁产生的证据;② pH>7.30;③肝脏存在葡萄糖代谢;④肝动脉血流量>150ml/min,门静脉血流量>500ml/min;⑤移植物灌注均匀。

由于不存在"二次打击",在IFLT中供肝活力的判定会更加快速、准确。在全程IFLT时使用以下标准:①常温灌注90分钟后,乳酸<2.0mmol/L;②可以产生胆汁;③不用持续补碱情况下维持pH>7.30;④肝动脉血流量>150ml/min,门静脉血流量>500ml/min;⑤移植物灌注均匀,质软。以这个标准判定超过100个供肝,没有一例发生PNF。

2021年,中国中山大学附属第一医院综合了现有标准,提出了适用于全程IFLT、单纯NMP、前半程IFLT及后半程IFLT等全部场景的新的供肝判定标准:①开始灌注后4小时内灌注液中的乳酸代谢至≤2.5mmol/L;或灌注开始后乳酸持续下降,6小时内代谢至≤2.5mmol/L。且受体手术开始前乳酸仍然保持≤2.5mmol/L。②灌注液在不需要持续碳酸氢钠补充情况下,维持pH≥7.3。③ GPT<2 000IU/L(第1小时结束)。④肝灌注均匀。⑤维持稳定的动脉和门静脉血流(分别≥150ml/min和≥500ml/min)。⑥满足以下条件之一即可。产生胆汁,且pH在4小时内升至7.5以上;或灌注开始后pH持续上升,6小时内达到7.5以上;胆汁葡萄糖浓度小于≤3mmol/L或胆汁葡萄糖与灌注液葡萄糖浓度差值<10mmol/L。其中任何一条短期内不符合,但经过调整后能够在1小时内可以恢复的,可综合判断后考虑移植。

(郭志勇　罗　涛)

第二节　无缺血肝移植手术

无缺血肝移植利用肝脏常温机械灌注仪,在供肝获取和植入的整个过程中实现血流不中断,持续供血供氧,从而从根本上避免供肝获取和植入过程中发生的缺血再灌注损伤。与传统肝移植相比,无缺血肝移植避免了供肝的热缺血和冷缺血,显著降低了术后发生移植肝功能延迟恢复的风险,并有助于降低术后急性排斥的发生率,提高肝移植患者近期和远期疗效。

一、无缺血肝移植的手术适应证

无缺血肝移植的手术适应证同常规肝移植,适用于各种严重的急性肝病或慢性肝病终末期,包括病毒性肝炎肝硬化、自身免疫性肝病、酒精相关性肝病、遗传及代谢性肝病、胆汁淤积性肝病、肝脏恶性肿瘤、多囊肝、巴德-基亚里综合征(Budd-Chiari syndrome,BCS)、暴发性肝衰竭等。

二、无缺血肝移植的术前准备

(一)供者术前准备

合适的供体来源是器官移植的先决条件,获取新鲜、健康、有功能的器官至关重要。在获取供肝前,必须对潜在器官捐献供者进行全面评估。

1. **病史** ①供者基本信息:年龄、身高、体重;②病史:原发病情况,是否有肝外伤,是否有其他重要脏器损伤;③既往史:既往用药史,是否有既往肝胆疾病史,是否有中枢神经系统以外的恶性肿瘤;④院前急救情况:是否有心肺复苏史,低血压、低血氧饱和度持续时间;⑤在院治疗情况:治疗用药情况,呼吸机的使用情况及参数,血流动力学稳定性及血管活性剂的使用情况,是否进行肾脏替代治疗;⑥感染情况:是否有急性感染,是否有未治疗的脓毒血症,是否有肝炎、结核等传染病史。

2. **实验室检查** ①血型检查:ABO 血型、Rh 血型鉴定;②常规检查:血常规、尿常规、粪便常规;③感染筛查:血培养、尿培养、粪便培养;④传染病筛查:乙型肝炎病毒和丙型肝炎病毒的血清学指标,梅毒螺旋体抗体,人类免疫缺陷病毒抗体;⑤肝功能、凝血功能检查;⑥动脉血气分析;⑦血生化检查。

3. **影像学检查** ①肝胆胰脾、肝动脉、门静脉、肝静脉、下腔静脉彩色多普勒超声检查;②腹部增强 CT。

4. **脑死亡判定** ①反射检查;②脑电图、大脑诱发电位检查;③自主呼吸激发试验。

供者年龄没有绝对限制。血型要求 ABO 血型相同,对 MHC 没有严格的要求。人类免疫缺陷病毒(human immunodeficiency virus,HIV)感染、中枢神经系统之外的恶性肿瘤或中枢系统肿瘤出现颅外转移是器官捐献的绝对禁忌证。供者合并有严重的肝外伤史、病毒性脑炎、活动性结核、脓毒血症等疾病时,不宜作为肝移植的供体。

无论受者是否存在 HBV 感染,接受乙型肝炎核心抗体(hepatitis B core antibody,HBcAb)阳性供肝时,均应使用抗 HBV 药物治疗。丙型肝炎病毒抗体(hepatitis C virus antibody,HCVAb)阳性供肝一般只分配 HCVAb 阳性的受者或急诊肝移植。合并病毒性肝炎供体,必须强调术后抗肝炎病毒治疗、预防肝炎复发的重要性。

脑死亡潜在器官捐献者的神经功能消失可能造成血流动力学紊乱与代谢紊乱等一系列并发症,其生理稳态更为脆弱。肝脏对低氧十分敏感,获取前应积极进行潜在捐献者的器官功能维护,包括以下 3 方面。①呼吸支持:机械通气保证机体所需的氧合与维持内环境酸碱平衡;②保证器官血液灌注:血管活性药物维持血流动力学稳定,收缩压应维持在 90mmHg 以上,必要时可以输注胶体补充循环容量;③内环境平衡:下丘脑 - 垂体调节系统功能障碍,血管升压素减少可引起尿崩症,导致大量体液丢失与电解质紊乱,必要时可予去氨加压素治疗。

(二)受者术前准备

患者具有肝移植适应证,并排除了其他器官移植的医学及心理禁忌证后,在加入移植等待队列前,还需要进行全面评估。

1. **一般情况及病史** ①受者基本信息:身高、体重、年龄;②原发病病史:是否存在肝外并发症;③一般情况:是否住院治疗,是否需要体外生命支持;④既往史:是否存在其他基础疾病,是否有腹部手术史;⑤治疗史:如肿瘤患者,既往是否接受全身化疗、肿瘤射频消融术、肿瘤动脉栓塞化疗、靶向药物或免疫治疗等。

2. 实验室检查　①血型检查：ABO 血型、Rh 血型鉴定；②常规检查：血常规、尿常规、粪便常规；③传染病筛查：HBV 和 HCV 的血清学指标,梅毒螺旋体抗体,HIV 抗体；④肝功能、凝血功能、血生化检查；⑤针对原发病的检查：原发病为恶性肿瘤患者应检查肿瘤标志物,如甲胎蛋白(alpha fetal protein,AFP)、异常凝血酶原等；原发病为自身免疫性肝病患者应检查自身免疫标志物；原发病为代谢性肝病患者还应进行代谢性标志物、基因型检测等；⑥不明原因的肝病以及肝占位性病变性质未明确的患者,应进行超声引导下穿刺活检明确病变性质。

3. 影像学检查　①肝胆胰脾、肝动脉、门静脉、肝静脉、下腔静脉彩色多普勒超声检查,原发病为恶性肿瘤患者应进行超声造影检查；②腹部增强 CT；③原发病为恶性肿瘤患者应进行胸部 CT 除外肿瘤转移,必要时可行正电子发射计算机体层成像除外全身其他部位肿瘤。

4. 原发性肝癌综合评估　①肿瘤的结节数量与肿瘤最大直径。在米兰标准内,即单发肿瘤直径不超过 5cm,多发肿瘤结节不超过 3 个且直径不超过 3cm 的患者接受肝移植与其他原因肝移植的生存率相当；②既往是否接受肿瘤降期治疗或进行外科手术切除治疗,以及治疗后肿瘤缓解情况；③肿瘤是否出现或曾经破裂；④肿瘤是否侵袭大血管(包括门静脉或肝静脉)；⑤是否出现肿瘤转移。

5. 器官功能评估　由于肝移植手术时间长,术中血流动力学改变极大,术前应进行超声心动图及肺功能检查评估心肺功能。尤其是病情危重、年龄大、合并基础疾病如高血压、糖尿病、冠心病或有吸烟史的患者,应联合心内科、麻醉科会诊全面评估患者手术风险。原发病为酒精性肝病、代谢性肝病、自身免疫性肝病患者,需要进行左心室功能检查并排除心肌病变。长期营养不良或恶病质患者,应进行营养学会诊评估围手术期风险管理。

6. 社会心理因素评估　包括移植风险与收益评估、患者对器官移植的接受程度、家庭经济情况等。

(三) 肝脏常温机械灌注术前准备

1. 灌注液配制　在器官获取开始之前,无菌操作下配制灌注液备用。

2. 常温机械灌注仪准备　在器官获取开始之前准备灌注仪,连接水浴管路,启动水浴泵,调整水浴温度至 37.5℃。连接器官盆、液体管路、离心泵、空氧混合器和膜式氧合器。加入灌注液后,排除所有管路内气泡,确认温度传感器、流量传感器与压力传感器正常工作。

三、无缺血肝移植的手术方式

无缺血肝移植术巧妙地利用器官血管的天然分支与常温机械灌注仪连接,建立一套体外循环。并在供肝获取、体外保存和供肝植入过程中不中断器官血流,完成所有血管吻合(图 5-2-1,视频 1)。

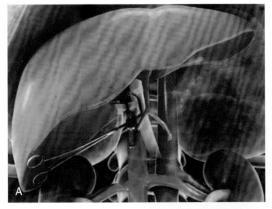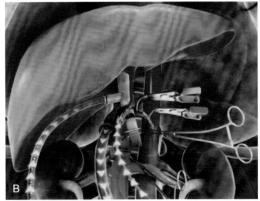

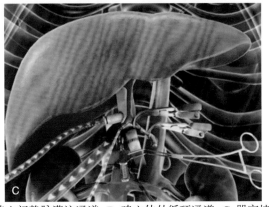

视频 1
无缺血肝移植

A. 建立门静脉灌注通道；B. 建立体外循环通道；C. 器官植入。

图 5-2-1 无缺血肝移植手术示意图

（一）供肝无缺血获取

1. 供体取平卧位，常规消毒铺巾，做腹部大十字切口，依次切开皮肤、皮下各肌层及腹膜。

2. 探查腹腔，除外术前未发现的肝脏及其他脏器病变及损伤。

3. 充分游离肝周韧带，游离肝上、肝下下腔静脉、门静脉，腹腔干动脉、脾动脉、胃左动脉、肝总动脉及胃十二指肠动脉。

4. 取一段 3cm 长供体右髂总静脉备用，供体右髂总静脉在离门静脉左右分支 2cm 处与门静脉前壁做端侧吻合，建立间置静脉（图 5-2-1A）。

5. 切断胆囊管，紧贴胰腺上离断胆总管，供肝胆总管插入头皮针导管引流胆汁，接注射器收集胆汁。

6. 不阻断腹主动脉血流，将 8Fr 或 12Fr 的动脉插管置入脾动脉或胃十二指肠动脉。将 32~34Fr 的腔静脉插管置入肝下下腔静脉并连接至灌注仪，用以回收流出肝脏的灌注液。

7. 通过门静脉间置静脉，将 24Fr 门脉直头管插入门静脉，并阻断肝上下腔静脉，将肝动脉插管与肝动脉灌注系统相连接，建立供肝的在体常温机械灌注回路，开始灌注（图 5-2-1B）。

8. 依次离断腹腔干、肝上下腔静脉、肝下下腔静脉和门静脉切取供肝,转移至灌注仪器官盆内。

9. 肝脏获取后,立即通过腹主动脉按常规方法对肾脏进行冷灌洗并获取。

(二)供肝体外常温机械灌注保存

1. 移除肝下下腔静脉插管。

2. 修整供肝,剪去多余的膈组织,仔细缝扎膈静脉;肝上下腔静脉修剪后,保留其长度约2cm。

3. 于机械灌注仪保存供肝。

(三)病肝切除

1. 术野常规消毒铺巾,Mercedes切口进腹,依次切开皮肤、皮下各肌层及腹膜。

2. 探查腹腔,肝脏质地及是否有术前未发现的肿瘤病灶,腹腔有无粘连,门静脉主干和下腔静脉血流是否通畅,是否有血栓。

3. 游离肝脏,切断肝圆韧带、肝镰状韧带、左右三角韧带、肝肾韧带。

4. 游离肝上下腔静脉周围组织,显露第二肝门。

5. 解剖第一肝门,分离出肝动脉、门静脉及胆总管。

6. 游离肝下下腔静脉,结扎肝短静脉,注意勿损伤右肾上腺静脉。

7. 靠近肝脏分别离断门静脉、胆总管、肝动脉,各管道近端分别用丝线结扎阻断、靠近肝脏将其切断。

8. 用两把血管钳分别阻断肝上下腔静脉、肝下下腔静脉。

9. 切去病肝,创面彻底止血。

(四)供肝无缺血植入

1. 调整手术台高度与灌注仪高度一致,重新留置肝下下腔静脉引流管,Debacky阻断钳阻断肝上下腔静脉,用3-0无创伤缝线做全层连续外翻缝合。

2. 调整门静脉位置,用6-0无创伤缝线吻合门静脉。吻合结束后提起血管缝线,开放血流,在充盈状态下打结。

3. 供体肝总动脉与受体肝固有动脉吻合,用6-0或7-0无创伤缝线缝合后检查动脉搏动。

4. 结扎受体胃十二指肠动脉。同时开放门静脉及肝动脉,撤除门静脉插管后结扎该侧支(图5-2-1C)。

5. 松解肝下下腔静脉插管,开放门静脉后,从肝下下腔静脉放出灌注液约500ml,进而开放肝上下腔静脉。撤除肝下下腔静脉插管后,吻合供受体肝下下腔静脉。

6. 拆除供肝胆道插管,修剪供、受体胆总管,行供、受体胆总管端端吻合。切除供肝胆囊,切除后缝合消除创面。

7. 关腹前检查肝脏外观、色泽。反复检查创面,彻底止血。分别于右膈下方及肝门前方置双腔引流,从腹壁戳孔引出,逐层关闭切口。

四、无缺血肝移植手术过程中的注意事项

1. 当器官捐献者同时需要捐献心、肺、肾脏等其他器官时必须提前做好冷灌注准备,并与其他器官获取团队保持良好沟通,避免因移植器官获取手术流程失误或时间延长造成宝贵的捐献器官损伤、弃用。

2. 器官无缺血获取时,动脉与门静脉插管过程中注意排气,以免空气进入肝脏。供肝于常温机械灌注仪保存时,切实固定管路,以防管路折叠、扭转导致器官灌注不良或管路脱落造成空气进入肝脏或灌注仪。

3. 供肝于常温机械灌注仪保存时,表面覆盖37℃生理盐水纱布,保持肝脏表面温度与湿度,避免器官表面干燥脱水造成组织损伤。

4. 供肝无缺血植入过程中,注意灌注管路从灌注仪到手术台上的无菌保护。血管吻合过程中注意避免血管成角或扭转导致灌注不良造成器官热缺血损伤。

5. 供肝植入建立受体循环之前,要先开放肝动脉和门静脉,从肝下下腔静脉放出灌注液200ml以上,将供肝中残留的灌注液排入灌注仪中,避免机械灌注液进入受者体内。

(鞠卫强)

第三节　无缺血肝移植围手术期处理

随着移植技术和免疫抑制剂的进步,器官移植已成为终末期肝病的有效治疗方法。无缺血肝移植作为一种全新的手术方式,在器官获取、保存及植入中器官血流不中断,最大程度地避免了缺血再灌注损伤,移植疗效显著提高。同时,也对围手术期管理提出了新的挑战。本节将从术前、术中以及术后3方面来介绍无缺血肝移植围手术期的注意事项以及处理方法。

一、无缺血肝移植患者术前评估及术前准备

(一) 无缺血肝移植受体的术前评估

对移植受者的评估目的在于确定手术禁忌证以及长期免疫抑制治疗的禁忌证。这种评估是每个移植中心根据其具体情况制定的一系列标准。肝移植的受者评判标准是动态的、不断变化的,随着技术的进步而更新换代,但是在大体方面依旧保持着相对稳定一致的标准。肝移植受者的选择和评估已经成为一个巨大的挑战,在肝移植的适应证之下选择适合进行移植手术治疗并且有良好预后以及长期存活可能性较高的患者,是肝移植术前评估的重点。

1. **术前心、肺、肾功能评估**　潜在的心脏疾病、肺脏疾病和肾脏疾病被认为是围手术期的危险因素,其可能直接影响受体进行肝移植手术中甚至是手术后的死亡率。为了评估心血管相关风险,每位患者都应该在肝移植术前进行心电图和超声心动图检查,以确定潜在的

心脏病。一般情况下,肝移植等待人群中冠状动脉疾病的患病率与普通人群相似,但对于非酒精性脂肪性肝病和糖尿病等患者而言,冠状动脉疾病的发生概率可能要相对偏高,而且近来越来越多的研究表明冠状动脉造影和积极的冠状动脉干预更有利于肝移植的预后。更重要的是,终末期肝病患者,其循环特征是高动力循环,包括心排血量增加,全身血管阻力降低和低血压,甚至也有导致心律失常的风险,准确评估循环系统功能十分重要。

为了评估呼吸风险,建议进行肺功能和胸部 X 线检查,以筛查与肝硬化或其他肝脏疾病相关的肺部疾病。在终末期肝病患者中,很多由胸腔积液、肺不张或肺血管疾病等引起低氧血症,而且门静脉性肺动脉高压(portopulmonary hypertension,POPH)和肝肺综合征是两个终末期肝病相关的肺血管并发症。严重 POPH 会导致右心衰竭,继而导致患者出现不良后果;肝肺综合征可以造成肺内分流并导致低氧血症。

肾功能障碍在终末期肝病患者中很常见,其发生主要与肝肾综合征(hepatorenal syndrome,HRS)有关。HRS 的病因通常是可逆的,必须与其他不可逆的慢性肾脏病的原因区分开来,甚至有时需要同时进行肝肾移植。在肝硬化患者中,肾脏肌酐清除率很难确定,因此进行菊粉清除试验和肾活检可能有助于决策过程。

2. 受体血液系统的评估　终末期肝病会产生多种血液学改变,包括凝血和抗凝因子合成减少、纤维蛋白原异常、血小板减少和组织纤溶酶原激活物活性升高等。这导致了促凝和抗凝系统之间的微妙平衡,这种重新平衡的凝血系统可能表现为出血或血栓形成。规律地进行血液系统的检测,可以阶段性判断患者的情况,并且及时为患者输注血液制品,改善患者术前血液状态。

3. 其他危险因素的评估　需要进行肝移植的患者,影像学评估十分重要。在移植前,必须考虑患者的肝动脉和门静脉系统的相关情况,特别是门静脉的血栓、狭窄问题。CT 上腹部血管造影术目前已广泛应用于所有受者中,肝脏超声检查也对判断肝脏一般情况有重要意义;对肝脏恶性肿瘤患者是否适合进行肝移植,也有很大的决策意义。

肝功能检测、电解质水平、感染指标筛查和肿瘤指标筛查也是评估患者肝移植的相关指标。

待移植患者的精神评估也是一个重要部分。主要目的是合理评估患者的精神状态是否适合承受复杂的移植治疗能力,诊断患者是否具有精神疾病(认知障碍、情感障碍等),有无药物滥用史,并且提出一定的治疗建议。

(二) 终末期肝病患者术前并发症的处理

器官功能的持续恶化是影响待移植患者生存率的重要因素。供肝短缺问题导致了患者等待时间过长,并且增加了待移植患者出现并发症的可能性。因此在术前出现并发症而导致患者自身情况恶化,是术中甚至术后的严重危险因素。让患者以最佳状态去接受移植手术,提高患者的术后生存率,是围手术期术前的重点。

1. 营养状态的改善　各种病因导致的终末期肝病患者都存在不同程度的营养不良状态,进展至肝硬化阶段时表现更为明显,常伴有蛋白质 - 能量营养不良。肝移植患者术前营养不良状态与术后相关并发症明显相关,因此术前给予积极的营养支持是相当必要的。营养不良患者,术前应给予高蛋白、高糖类、低脂肪饮食,并且口服多种维生素,补充不足的能量需求。若食欲减退,甚至口服障碍的患者,可以适当给予静脉营养支持治疗。

2. 腹水的处理　腹水是肝硬化患者最常见的失代偿事件。腹水的出现与门静脉高压密切相关,门静脉高压导致内脏动脉血管扩张,有效循环容量减少,内源性血管收缩系统激活,肾内大量钠和水潴留。腹水的出现甚至可能导致稀释性低钠血症、细菌感染和急性肾损伤。单纯性腹水患者可以通过适度限制盐的摄入以及使用利尿剂增加肾内钠的排泄来减少腹水的产生。难治性腹水患者穿刺加白蛋白的应用是最可行的选择,必要时可以采用经颈内静脉肝内门体分流术等治疗方法。

3. 凝血功能的管理　肝脏是合成大部分的凝血因子和抗凝物质,维持调节凝血与抗凝血、纤溶与抗纤溶功能的重要器官。终末期肝病患者常出现各种因素导致的凝血功能障碍,而且肝移植手术复杂,创伤大,时间长,术中出血以及补液量大。因此,术前可适当进行相应的凝血复合物补充治疗,如补充维生素 K_1 和各种凝血因子、血小板等,改善术前凝血状态,以减少术中出血量。

4. 电解质平衡和酸碱平衡的维持　肝脏是体内代谢最活跃的器官之一,其在维持水电解质平衡和酸碱平衡中起到了一定的作用。终末期肝病患者,极易发生内环境紊乱,可能造成高钾血症和代谢性酸中毒。高钾血症时,应停止保钾利尿药和一切含钾药物的使用,并且应用排钾利尿剂甚至进行透析治疗;代谢性酸中毒,多数为乳酸中毒,可用二氯乙酰治疗,降低乳酸中毒倾向以及减少碳酸氢钠的使用量。

5. 其他问题的处理　终末期肝病患者还会出现门静脉高压性胃病、肝肺综合征和肝肾综合征等。门静脉高压性胃病,可以进行护胃、抑酸等对症处理,消化道大出血患者应该及时进行胃镜下的处理和输血治疗等;肝肺综合征,可以应用降低肺动脉压的药物,改善肺血流动力学;肝肾综合征,可以进行对症处理和改善肾血流动力学状态,甚至可以适当进行血液透析。

(三) 肝移植患者的术前准备

移植患者术前准备应该跟一般的手术相同。术前应停止吸烟,指导患者学会深呼吸、咳痰;训练床上排尿排便;术前 1 天应进行常规的皮肤准备;停用抗凝血药物、对抗高血压药物和降糖药物应根据实际情况进行调整;在进行手术前必须予以肠道准备、禁食处理,并适当予以补液,补充能量;术前焦虑的患者可以适当予以安抚以及镇静药物;并且要进行术前配血准备。

二、无缺血肝移植受体术中管理

无缺血肝移植在器官获取、保存及器官植入过程中没有遭受缺血再灌注损伤,受体移植手术过程中血流动力学变化较小,麻醉医师面临的压力更小,患者更加安全进行移植手术。

(一) 确保患者在麻醉过程的安全

在进行手术过程中,麻醉对于受体的安全十分重要。在进入手术室后,应予以患者吸氧,并且建立静脉通路,使当出血量大时可以及时输血和补液。麻醉过程中要注意避免胃内容物反流,并且密切观察生命体征。在手术过程中,常规对中心静脉压和动脉压等循环指标进行监测,怀疑有心功能障碍或 POPH 的患者,可能需要放置肺动脉导管或行食管超声心动图;对吸入氧浓度、呼气末 CO_2 浓度等呼吸系统指标进行监测,确保患者手术过程的呼吸状况;进行动脉置管,以便密切监测动脉血压和进行血气分析。

(二) 确保患者在手术过程中的安全

肝移植手术主要分为 3 个阶段:无肝前期、无肝期和新肝期。①在无肝前期,受体自身的病肝被切除。这一阶段的失血可能相当大,而且主要血管的压迫或闭塞可能会导致进一步的血流动力学不稳定。任何时候都可能发生大出血,因此时刻要做好大量输血的准备,而且该阶段也是电解质易紊乱的阶段之一,应密切观察电解质浓度,及时纠正内环境稳态。②在无肝期,阻断入肝血流并将肝脏取出,准备将新的肝脏血管缝合至受体的血管上,并打开腔静脉和门静脉,并且要密切注意循环系统的指标,当血压下降或血流减少时,可以通过扩容和血管加压药来维持。③在新肝期,有肝动脉和胆管的吻合,通常伴有胆囊切除术。因无缺血肝移植的优势,缺血再灌注损伤对受体和新肝影响较小,但新肝期需要重点关注血压、血流动力学及维持内环境稳态,必要时要对凝血功能进行进一步纠正。

三、无缺血肝移植术后早期处理

(一) 术后重症监护

在肝移植手术结束之后,患者会被送达 ICU 进行复苏以及术后的监护治疗。当患者到达 ICU 后,需要重点关注的内容包括患者术后临床表现、生命体征、生化检查指标、影像学检查评估等。术后 ICU 的护理重点应该放在血流动力学优化、呼吸状态改善、肾功能管理、内环境稳态、肝功能评估等方面。①在血流动力学方面,不稳定的血流动力学反映了肝移植手术创面的出血和动脉血管扩张等。受体通常需要进行液体复苏,甚至有时候需要应用血管加压药。晶体溶液是最常用的,白蛋白的使用可以扩容,可减少腹水和水肿的发生。需注意监测血流动力学的动态变化,了解中心静脉压以反映肝脏流出压,其升高可能与肝充血相关。连续测量血红蛋白可用于检测是否有活动性出血。②在呼吸状态方面,术后患者通常需要先在呼吸机辅助之下辅助呼吸,此时应及时进行血气分析及相关评估,根据患者的状态调整呼吸机参数,并且减轻术后肺不张的发生率。术后呼吸状态良好的患者可以尽早撤离呼吸机,需要进行较长时间机械通气的患者应密切检查动脉血气。③在肾功能方面,患者术前出现的肝肾综合征会引起肾功能不全,术后出现的低血容量、低血压和心功能障碍引起的肾前氮质血症,炎症、败血症可引起急性肾小管坏死。密切观察尿量,是判断肾功能最简单有效的方法。肾小球滤过率、肌酐清除率、尿素氮也是判断肾功能的重要指标。肾功能不全容易导致血钾升高,术后肾功能未恢复的患者,可以适当予以利尿、降低血钾处理,甚至可以进行连续性肾脏替代治疗。④在内环境稳态方面,由于手术过程以及术中大量输液的缘故,经常在术后会发生水电解质紊乱以及酸碱平衡失调。应密切观察患者血气分析结果,及时纠正内环境的紊乱状态。⑤在肝功能评估方面,转氨酶可以反映肝脏的损伤,乳酸清除和葡萄糖合成可以评估肝脏功能,正常的胆汁排泄是肝功能良好的指标,凝血功能恢复表明了肝脏合成功能恢复。术后彩色多普勒超声检查,可以有效地评估肝动脉、门静脉的血流情况,及时发现血管狭窄及血管内血栓形成的情况,及时治疗。

(二)肝移植术后护理

肝移植手术过程复杂,手术创伤巨大,术后并发症较一般手术多,因此对术后护理的要求十分高。肝移植术后护理在肝移植术后恢复中起着举足轻重的作用,术后病情监测、术后感染防护、用药护理、引流管、输液管等护理,并发症观察与护理等方面,直接或间接地影响着患者的预后。在护理工作上,要注意病房无菌维护,严格限制人员出入;严格监控患者意识及生命体征,协助维持患者病情稳定;注意各个管道维护,保持引流管通畅并且注意引流液的颜色和流量;注意给予患者心理支持和引导,协助患者度过肝移植术后的难关。

(三)术后出血的处理

术后出血的常见原因多为腹腔内出血。肝移植患者在术前就存在凝血功能障碍,而且肝移植手术手过程复杂,手术时间长,手术缺血相对较多,凝血物质消耗多,术后腹腔内出血便成为了手术早期并发症之一。一般情况下,在肝移植术后24~72小时在腹腔内保留2~3根引流管,用于引流腹腔内的液体,该液体大多是由创面渗血导致,随着患者肝功能恢复,凝血功能改善,引流量会逐渐减少并且颜色转淡。若在术后前期腹腔引流管引流出大量血色引流液,甚至有时会导致腹胀,且患者自身血压及血红蛋白出现进行性下降,则应该考虑腹腔内出血。腹腔内出血的病因主要分为两方面,一方面是非手术因素,主要是肝脏功能障碍及术中出血过多而外源性凝血物质补充不足;另一方面是手术因素,主要原因是血管缝合不严密、术中止血不足等。为了及时治疗术后的腹腔内出血,应积极补液输血抗休克治疗并且输注凝血物质改善凝血功能,若非手术治疗效果不佳且腹腔引流液仍有大量血红色液体渗出或出现血凝块,且患者血流动力学仍不稳定,应该及时进行手术止血。若患者出现活动性出血,应及时进行剖腹探查。

(四)肝移植术后感染问题的处理

移植术后感染,处于器官移植并发症的首位。术后免疫抑制状态的影响、病原体的感染、腹水的积聚和腹腔异物的存在等,都属于术后感染的易感因素。①在术后第1周,细菌是常见的病原体,最常见于腹腔或血源性感染。术后早期发热、白细胞增多常提示患者术后感染,应在合理获取培养标本后进行广谱抗生素治疗。②术后的真菌感染也是肝移植后感染的重要原因,其病原体多为念珠菌和曲霉,常发生于腹腔或泌尿系统,多由抗生素、肠外营养、免疫抑制剂的使用等导致。术后预防性使用抗真菌药物能降低体内真菌感染的发生率。③病毒感染在术后1周后较常见,巨细胞病毒是最常见的病毒,人类细小病毒B19也较为常见。在出现病毒感染征象时,可以使用阿昔洛韦、更昔洛韦及免疫球蛋白等进行治疗。

（五）肝移植后的免疫排斥反应

随着免疫抑制剂的发现与发展,肝移植术后出现排斥反应的概率也在逐渐地降低。但急性排斥反应仍然是围手术期的一大难题,多发生在术后 1 周左右。主要表现为血清转氨酶和 / 或总胆红素短时间内快速升高与急性免疫排斥反应,肝穿刺活检是很重要的诊断标准。如果急性排斥反应诊断明确,应及时治疗,轻中度急性排斥反应,可以适当增加免疫抑制剂的剂量,提高药物的血药浓度。若效果不佳,应及时给予糖皮质激素冲击治疗。重度急性排斥反应,主张应用大剂量的糖皮质激素进行冲击治疗。

（唐云华　李嘉浩）

参考文献

［1］ STARZL T E, MARCHIORO T L, VONKAULLA K N, et al. Homotransplantation of the liver in humans [J]. Surg Gynecol Obstet, 1963, 117: 659-676.

［2］ BELZER F O, ASHBY B S, GULYASSY P F, et al. Successful seventeen-hour preservation and transplantation of human-cadaver kidney [J]. Engl J Med, 1968, 278 (11): 608-610.

［3］ SCHÖN M R, KOLLMAR O, AKKOC N, et al. Cold ischemia affects sinusoidal endothelial cells while warm ischemia affects hepatocytes in liver transplantation [J]. Transplant Proc, 1998, 30 (5): 2318-2320.

［4］ HUET P M, NAGAOKA M R, DESBIENS G, et al. Sinusoidal endothelial cell and hepatocyte death following cold ischemia-warm reperfusion of the rat liver [J]. Hepatology, 2004, 39 (4): 1110-1119.

［5］ BRETTSCHNEIDER L, DALOZE P M, HUGUET C, et al. Successful orthotopic transplantation of liver homografts after eight to twenty-five hours preservation [J]. Surg Forum, 1967, 18: 376-378.

［6］ SCHÖN M R, KOLLMAR O, WOLF S, et al. Liver transplantation after organ preservation with normothermic extracorporeal perfusion [J]. Ann Surg, 2001, 233 (1): 114-123.

［7］ GUARRERA J V, HENRY S D, SAMSTEIN B, et al. Hypothermic machine preservation in human liver transplantation: the first clinical series [J]. Am J Transplant, 2010, 10 (2): 372-381.

［8］ DUTKOWSKI P, GUARRERA J V, DE JONGE J, et al. Evolving trends in machine perfusion for liver transplantation [J]. Gastroenterology, 2019, 156 (6): 1542-1547.

［9］ SCHLEGEL A, KRON P, GRAF R, et al. Warm vs. cold perfusion techniques to rescue rodent liver grafts [J]. J Hepatol, 2014, 61 (6): 1267-1275.

［10］ SCHLEGEL A, MULLER X, KALISVAART M, et al. Outcomes of DCD liver transplantation using organs treated by hypothermic oxygenated perfusion before implantation [J]. J Hepatol, 2019, 70 (1): 50-57.

［11］ VAN RIJN R, KARIMIAN N, MATTON A P M, et al. Dual hypothermic oxygenated machine perfusion in liver transplants donated after circulatory death [J]. Br J Surg, 2017, 104 (7): 907-917.

［12］ VAN RIJN R, VAN LEEUWEN O B, MATTON A P M, et al. Hypothermic oxygenated machine perfusion reduces bile duct reperfusion injury after transplantation of donation after circulatory death livers [J]. Liver Transpl, 2018, 24 (5): 655-664.

［13］ VAN RIJN R, SCHURINK I J, DE VRIES Y, et al. Hypothermic machine perfusion in liver transplantation-a randomized trial [J]. N Engl J Med, 2021, 384 (15): 1391-1401.

［14］ BROCKMANN J, REDDY S, COUSSIOS C, et al. Normothermic perfusion: a new paradigm for organ preservation [J]. Ann Surg, 2009, 250 (1): 1-6.

［15］ JASSEM W, XYSTRAKIS E, GHNEWA Y G, et al. Normothermic machine perfusion (NMP) inhibits proinflammatory responses in the liver and promotes regeneration [J]. Hepatology, 2019, 70 (2): 682-695.

［16］ PERK S, IZAMIS M L, TOLBOOM H, et al. A metabolic index of ischemic injury for perfusion-recovery of cadaveric rat livers [J]. PLoS One, 2011, 6 (12): e28518.

［17］ FRIEND P J, IMBER C, ST PETER S, et al. Normothermic perfusion of the isolated liver [J]. Transplant Proc, 2001, 33 (7-8): 3436-3438.

［18］ RAVIKUMAR R, JASSEM W, MERGENTAL H, et al. Liver transplantation after ex vivo normothermic machine preservation: a phase 1 (first-in-man) clinical trial [J]. Am J Transplant, 2016, 16 (6): 1779-1787.

［19］ MERGENTAL H, PERERA M T, LAING R W, et al. Transplantation of declined liver allografts following normothermic ex-situ evaluation [J]. Am J Transplant, 2016, 16 (11): 3235-3245.

［20］ PERERA T, MERGENTAL H, STEPHENSON B, et al. First human liver transplantation using a marginal allograft resuscitated by normothermic machine perfusion [J]. Liver Transpl, 2016, 22 (1): 120-124.

［21］ ANGELICO R, PERERA M T, RAVIKUMAR R, et al. Normothermic machine perfusion of deceased donor liver grafts is associated with improved postreperfusion hemodynamics [J]. Transplant Direct, 2016, 2 (9): e97.

［22］ NASRALLA D, COUSSIOS C C, MERGENTAL H, et al. A randomized trial of normothermic preservation in liver transplantation [J]. Nature, 2018, 557 (7703): 50-56.

［23］ MINOR T, EFFERZ P, FOX M, et al. Controlled oxygenated rewarming of cold stored liver grafts by thermally graduated machine perfusion prior to reperfusion [J]. Am J Transplant, 2013, 13 (6): 1450-1460.

［24］ BRUINSMA B G, YEH H, OZER S, et al. Subnormothermic machine perfusion for ex vivo preservation and recovery of the human liver for transplantation [J]. Am J Transplant, 2014, 14 (6): 1400-1409.

［25］ HE X S, GUO Z Y, ZHAO Q, et al. The first case of ischemia-free organ transplantation in humans: a proof of concept [J]. Am J Transplant, 2018, 18 (3): 737-744.

［26］ MULLER X, SCHLEGEL A, KRON P, et al. Novel real-time prediction of liver graft function during hypothermic oxygenated machine perfusion before liver transplantation [J]. Ann Surg, 2019, 270 (5): 783-790.

［27］ BRUINSMA B G, SRIDHARAN G V, WEEDER P D, et al. Metabolic profiling during ex vivo machine perfusion of the human liver [J]. Scientific reports, 2016, 6 (1): 22415.

［28］ SUTTON M E, OP DEN DRIES S, KARIMIAN N, et al. Criteria for viability assessment of discarded human donor livers during ex vivo normothermic machine perfusion [J]. PLoS One, 2014, 9 (11): e110642.

［29］ KARANGWA S A, BURLAGE L C, ADELMEIJER J, et al. Activation of fibrinolysis, but not coagulation, during end-ischemic ex situ normothermic machine perfusion of human donor livers [J]. Transplantation, 2017, 101 (2): e42-e48.

［30］ MERGENTAL H, STEPHENSON B T F, LAING R W, et al. Development of clinical criteria for functional assessment to predict primary nonfunction of high-risk livers using normothermic machine perfusion [J]. Liver Transpl, 2018, 24 (10): 1453-1469.

［31］ VAN LEEUWEN O B, DE VRIES Y, FUJIYOSHI M, et al. Transplantation of high-risk donor livers after ex situ resuscitation and assessment using combined hypo-and normothermic machine perfusion: a prospective clinical trial [J]. Ann Surg, 2019, 270 (5): 906-914.

［32］ DE VRIES Y, MATTON A P M, NIJSTEN M W N, et al. Pretransplant sequential hypo-and normothermic machine perfusion of suboptimal livers donated after circulatory death using a hemoglobin-based oxygen carrier perfusion solution [J]. Am J Transplant, 2019, 19 (4): 1202-1211.

［33］ CARDINI B, OBERHUBER R, FODOR M, et al. Clinical implementation of prolonged liver preservation and monitoring through normothermic machine perfusion in liver transplantation [J]. Transplantation, 2020, 104 (9): 1917-1928.

［34］ MERGENTAL H, LAING R W, KIRKHAM A J, et al. Transplantation of discarded livers following viability testing with normothermic machine perfusion [J]. Nat Commun, 2020, 11 (1): 2939.

［35］ BARJAKTAREVIC I, CORTES L R, STEADMAN R, et al. Perioperative considerations in liver transplantation [J]. Semin Respir Crit Care Med, 2018, 39 (5): 609-624.

［36］ LENTINE K L, COSTA S P, WEIR M R, et al. Cardiac disease evaluation and management among kidney and liver transplantation candidates: a scientific statement from the American Heart Association and the American College of Cardiology Foundation [J]. J Am Coll Cardiol, 2012, 60 (5): 434-480.

［37］ MADDUR H, BOURDILLON P D, LIANGPUNSAKUL S, et al. Role of cardiac catheterization and percutaneous coronary intervention in the preoperative assessment and management of patients before orthotopic liver transplantation [J]. Liver Transpl, 2014, 20 (6): 664-672.

［38］ SATAPATHY S K, VANATTA J M, HELMICK R A, et al. Outcome of liver transplant recipients with revascularized coronary artery disease: a comparative analysis with and without cardiovascular risk factors [J]. Transplantation, 2017, 101 (4): 793-803.

［39］ MOLLER S, HENRIKSEN J H. Cirrhotic cardiomyopathy [J]. J Hepatol, 2010, 53 (1): 179-190.

［40］ KROWKA M J, MANDELL M S, RAMSAY M A, et al. Hepatopulmonary syndrome and portopulmonary hypertension: a report of the multicenter liver transplant database [J]. Liver Transpl, 2004, 10 (2): 174-182.

［41］ ZOPEY R, SUSANTO I, BARJAKTAREVIC I, et al. Transition from hepatopulmonary syndrome to portopulmonary hypertension: a case series of 3 patients [J]. Case Rep Pulmonol, 2013, 2013: 561870.

［42］ FRANCOZ C, GLOTZ D, MOREAU R, et al. The evaluation of renal function and disease in patients with cirrhosis [J]. J Hepatol, 2010, 52 (4): 605-613.

［43］ HARTMANN M, SZALAI C, SANER F H. Hemostasis in liver transplantation: pathophysiology, monitoring, and treatment [J]. World J Gastroenterol, 2016, 22 (4): 1541-1550.

［44］ PONZIANI F R, ZOCCO M A, CAMPANALE C, et al. Portal vein thrombosis: insight into physiopathology, diagnosis, and treatment [J]. World J Gastroenterol, 2010, 16 (2): 143-155.

［45］ 黄文起, 窦云凌. 肝移植病人术前评估与准备 [J]. 实用医学杂志, 2004, 20 (5): 475-477.

［46］ 王继恒, 丁惠国, 李磊. 慢性肝病患者的营养支持治疗 [J]. 北京医学, 2011, 33 (12): 995-997.

［47］ ARROYO V, TERRA C, GINES P. Advances in the pathogenesis and treatment of type-1 and type-2 hepatorenal syndrome [J]. J Hepatol, 2007, 46 (5): 935-946.

［48］ PLANAS R, MONTOLIU S, BALLESTE B, et al. Natural history of patients hospitalized for management of cirrhotic ascites [J]. Clin Gastroenterol Hepatol, 2006, 4 (11): 1385-1394.

［49］ PIANO S, TONON M, ANGELI P. Management of ascites and hepatorenal syndrome [J]. Hepatol Int, 2018, 12 (Suppl 1): 122-134.

［50］ WANG H Y, ZHAO Q Y, YUAN Y F. Perioperative changes of coagulation functions in the local advanced liver cancer patients receiving liver transplantation [J]. Ai Zheng, 2008, 27 (7): 743-747.

［51］ 张绪清, 聂青和. 第十二讲重型肝炎水、电解质紊乱和酸碱失衡的诊断与治疗 [J]. 实用肝脏病杂志,

2004, 7 (2): 72-74.

［52］ SHANGRAW R E, RABKIN J M, LOPASCHUK G D. Hepatic pyruvate dehydrogenase activity in humans: effect of cirrhosis, transplantation, and dichloroacetate [J]. Am J Physiol, 1998, 274 (3): G569-G577.

［53］ 张桂珍. 终末期肝病模型评分对肝硬化患者食管曲张静脉套扎术预后分析 [J]. 职业与健康, 2008, 24 (7): 698.

［54］ IQBAL S, SMITH K A, KHUNGAR V. Hepatopulmonary syndrome and portopulmonary hypertension: implications for liver transplantation [J]. Clin Chest Med, 2017, 38 (4): 785-795.

［55］ SIMONETTO D A, GINES P, KAMATH P S. Hepatorenal syndrome: pathophysiology, diagnosis, and management [J]. BMJ, 2020, 370: m2687.

［56］ 杨桂芳, 高天觇. 首例同种异体原位肝移植术前准备与术后护理 [J]. 淮海医药, 2001, 19 (1): 57-58.

［57］ 刘立新, 严律南. 肝移植病人术前心理准备 [J]. 中国现代医学杂志, 2004, 14 (18): 151-153; 155.

［58］ ADELMANN D, KRONISH K, RAMSAY M A. Anesthesia for liver transplantation [J]. Anesthesiol Clin, 2017, 35 (3): 491-508.

［59］ 张裕霞, 张秀生. 肝移植围麻醉期患者血流动力学和血电解质的变化及其调控 [J]. 中国危重病急救医学, 1999, 11 (5): 300-301.

［60］ 李士通, 汪正平, 王莹恬, 等. 非转流经典原位肝移植术中血气和电解质的变化 [J]. 上海医学, 2004, 27 (11): 817-820.

［61］ SCHUMANN R, MANDELL M S, MERCALDO N, et al. Anesthesia for liver transplantation in United States academic centers: intraoperative practice [J]. J Clin Anesth, 2013, 25 (7): 542-550.

［62］ KEEGAN M T, KRAMER D J. Perioperative care of the liver transplant patient [J]. Crit Care Clin, 2016, 32 (3): 453-473.

［63］ GANSCHOW R, NOLKEMPER D, HELMKE K, et al. Intensive care management after pediatric liver transplantation: a single-center experience [J]. Pediatr Transplant, 2000, 4 (4): 273-279.

［64］ TANNURI U, TANNURI A C. Postoperative care in pediatric liver transplantation [J]. Clinics (Sao Paulo), 2014, 69 (Suppl 1): 42-46.

［65］ CABEZUELO J B, RAMIREZ P, RIOS A, et al. Risk factors of acute renal failure after liver transplantation [J]. Kidney Int, 2006, 69 (6): 1073-1080.

［66］ 李俊, 陈虹, 范铁艳, 等. 肝移植后肝功能的异常 [J]. 中国组织工程研究, 2013, 17 (31): 5686-5692.

［67］ 张小萍, 侯丽英. 肝移植病人的术前指导及术后护理 [J]. 山西医药杂志, 2000, 29 (2): 174-175.

［68］ 刘遵季, 张秀敏, 陶建双. 循证护理学在肝脏移植患者术后护理及评价中的应用 [J]. 国外医学 (护理学分册), 2005, 24 (12): 762-763.

［69］ 毕勤奋. 肝脏移植术后出血并发症的原因分析和护理 [J]. 齐齐哈尔医学院学报, 2003, 24 (9): 1032.

［70］ 刘宝琴, 曹翠霞, 梁香萍, 等. 肝脏移植术后初期腹腔出血的观察与护理 [J]. 中国现代医学杂志, 2012, 22 (26): 106-108.

［71］ KIM S I. Bacterial infection after liver transplantation [J]. World J Gastroenterol, 2014, 20 (20): 6211-6220.

［72］ FERRARESE A, CATTELAN A, CILLO U, et al. Invasive fungal infection before and after liver transplantation [J]. World J Gastroenterol, 2020, 26 (47): 7485-7496.

［73］ LIZAOLA-MAYO B C, RODRIGUEZ E A. Cytomegalovirus infection after liver transplantation [J]. World J Transplant, 2020, 10 (7): 183-190.

［74］ CHOUDHARY N S, SAIGAL S, BANSAL R K, et al. Acute and chronic rejection after liver transplantation: what a clinician needs to know [J]. J Clin Exp Hepatol, 2017, 7 (4): 358-366.

第六章
无缺血肾移植

第一节　肾脏常温机械灌注

SCS 在器官移植领域中已经成功应用了几十年,仍然是目前移植肾保存的"金标准"。然而,由于供受体供需之间矛盾加剧,为扩大潜在供体来源,DCD 和 ECD 的使用日益增多,显著增加了延迟性移植物功能障碍及原发性移植肾无功能的风险,从而影响移植肾存活率。此外,SCS 时间的延长可以进一步加重组织损伤;同时,在 SCS 状态下无法对肾功能进行评估。而 NMP 近年来逐渐应用于移植器官保存,具有独特优点,被誉为可能最有前景的器官保存技术之一。它可以模拟正常生理情况下在体外保存器官,并允许将氧气和营养物质输送到器官,维持器官生理功能,克服了 SCS 期间组织损伤进一步加重的缺点;也可以同时对器官功能进行实时评估;在辅以能量底物以及适当药物的情况下,还可在一定程度上对器官急性损伤进行修复,对提高 DCD 及 ECD 供肾的利用率和移植远期效果意义显著。此外,NMP 作为一个新的体外器官功能维持平台,其临床应用也不仅局限于移植领域,在基于器官医学概念的器官研究和器官治疗领域的发展潜力巨大。本节拟针对 NMP 的应用进行概述。

一、常温机械灌注在供肾保存和功能评估中的应用

(一) 供肾保存

近年来,NMP 成为国内外肾移植领域的热点。Weissenbacher 等利用 11 个临床弃肾进行 NMP,其中 3 个肾脏无尿液循环,使用乳酸盐林格溶液灌注以替代排泄的尿量,另外 8 个肾脏使用尿液再循环灌注。结果显示所有有尿液再循环的肾脏可灌注 24 小时且灌注液中的钠水平维持在生理范围内,而没有尿液再循环的肾脏实现了灌注时间明显降低,并且灌注液中钠水平更高。肾的 NMP 仍处于早期阶段,尽管临床前数据量正在迅速增加。在此早期阶段已经描述了相对于 SCS 的可行性和非劣效性,并已计划多中心随机对照试验(randomized controlled trial, RCT)。

此外,中山大学附属第一医院何晓顺教授团队开展了世界上首例无缺血肾移植

（ischemia-free kidney transplantation，IFKT）。这是一种移植理念的创新，它可在器官获取、保存及移植过程中全程保持血流不中断，理论上可以使移植肾避免缺血再灌注损伤。首例 IFKT 结果显示移植肾外观、灌注流量和尿量表明在整个过程中良好，并且肌酐在术后 3 天内迅速降至正常范围，未发生排斥反应、血管或感染等并发症。其技术核心即基于 NMP，但与传统 NMP 不同之处在于，其贯穿于器官取出、保存和植入的全过程，做到了供肾从供者体循环到受者体循环的无缝连接。随后陆续开展的几例边缘供肾的受者术后均恢复良好，而按照传统 SCS 保存的对侧肾脏皆因病理评估评分不达标而弃用，进一步验证了 IFKT 和 NMP 的临床价值。

（二）供肾功能评估

在 ECD 供肾中，有相当一部分由于术者担心其器官质量而弃用。而 NMP 提供了一个独特的平台在移植前准确评估供肾功能，从而可以提高供肾的使用率。在此平台上，可供评估的手段远多于 SCS，包括机械灌注参数、供肾外观、尿量、众多的灌注液及尿液的生物学标志物、病理指标等。目前，Hosgood 等基于灌注参数、供肾、尿量制定体外常温机械灌注（ex vivo normothermic machine perfusion，EVNP）评分评估供肾质量，并展开了一系列研究，证明此评分系统基于离体常温机械灌注评估供肾质量的可行性。Hosgood 等利用 74 个在获取后被认为不适合移植的人肾脏进行了 60 分钟的 NMP 以及利用 EVNP 评分评估供肾外观、灌注肾脏血流及尿量（质量最好为 1 分，最差为 5 分）后，36 个供肾成功移植，均获成功，同时结果也发现供肾评分较高的患者 DGF 发生率及术后 12 个月肌酐较高、肾小球滤过率较低，初步证明了基于 NMP 的评分体系的价值。此外，他们将 10 个 DCD 供肾进行 60 分钟的 NMP 以及利用 EVNP 评分评估肾脏外观、血流及尿量，经评估后 5 个肾脏被成功移植，其中 4 个移植后功能恢复迅速。同时，他们在人肾脏 NMP 期间通过计算肌酐清除率及检测尿量生物标志物中性粒细胞明胶酶相关的脂蛋白（neutrophil gelatinase-associated lipoproteins，NGAL）、肾脏损伤分子 -1（kidney injury molecule-1，KIM-1）、内皮素 -1（endothelin-1，ET-1），结果证实 NGAL 及 ET-1 可作为急性肾小管损伤的敏感标志物，且与肌酐清除率相比，更加准确及快速评估供肾质量，但未能证明 KIM-1 作为急性肾小管损伤的敏感标志物的价值。Kaths 等除了通过灌注参数，还检测灌注液中的生物标志物来评估供肾质量。他们利用不同热缺血时间的猪肾进行 8 小时 NMP 后进行自体肾移植，结果发现术后 3 天的肾功能与灌注参数中的肾阻力和灌注液中的 pH、HCO_3^-、碱剩余（base excess，BE）、乳酸、GOT 等因素有关。在实验中还可以通过增加乙酰胆碱的剂量来评估血管内皮细胞的反应性。目前，彩色多普勒超声以及超声造影在评估受体移植肾微循环方面已得到广泛应用。利用注射微泡的对比增强超声可提供高分辨率的微血管制图，因此，利用影像技术对微循环进行评估也是一种很有前景的方法。总的来说，MRI 可用于肾脏病理检测，而灌注对比剂可使微循环可视化，从而评估肾脏皮质和髓质循环。此外，也有学者提出作为能量储存形式的 ATP 前体与无机磷酸盐的比例是再生和器官活力的间接预测指标。随着检测技术的进一步发展，蛋白质组学、代谢组学、转录组学或检测 miRNA 等新兴技术都可能提供分子水平的评估。以上都是基于 NMP 平台对供肾生理功能进行体外评估的新手段,而这在传统冷保存技术时代是无法实现的。

二、常温机械灌注在器官医学中的应用及前景

NMP 的应用不仅局限于移植领域。器官医学(organ-based medicine)是一门新兴前沿学科,是指在体外对单个或多个人体器官进行单独的病理生理研究,其核心也是基于 NMP 平台在体外建立模拟体内的生理环境从而维持器官功能。基于器官医学理念的 NMP 应用领域更加广泛,可用于体外器官修复、器官水平的科学研究、药物筛选、疾病治疗及手术仿真教学等。

(一) 供肾体外修复

IRI 在传统器官移植过程中无法避免。有相关实验表明,NMP 可能具有潜在修复 IRI 的作用。热激蛋白 70(heat shock protein 70,HSP70)是一种具有保护作用的蛋白,在再生和修复中发挥作用。NMP 灌注 1 小时后,ATP 得到补充,HSP70 表达明显上调。目前在通过 NMP 与药物结合的方式在移植前修复供体器官 IRI 的研究中也得到了令人鼓舞的结果。Brasile 等在离体肾脏灌注过程中递送血红素类似物原卟啉钴,通过上调犬的保护性基因血红素加氧酶 -1 来减少炎症和自由基损伤。此外,该团队利用纳米颗粒处理犬的肾脏血管,并在体外进行 3 小时 NMP 后进行移植,结果显示排斥反应的出现明显延迟,这是第一次在没有对受体进行全身免疫抑制或免疫操作的情况下使犬同种异体肾移植物的存活率显著延长。此外,MSC 由于其抗炎、免疫调节和再生能力,可能是 MP 再生器官中一个重要工具。有前景的实验数据表明,MSC 和 MP 结合的新型器官保存策略在器官获取和移植之间建立了桥梁,在此过程中,可以大大减轻 IRI 造成的损伤,从而维持移植物功能。

(二) 药物治疗

已有学者提出了 MP 治疗药物(MP therapeutic agents,MPTA)的概念。MPTA 定义为除标准灌流液(保存溶液)外,在离体 MP 期间添加到机械灌流液中的一种制剂,目的是调节移植器官,使其更好发挥功能。

基于 HMP 平台添加药物进行治疗的研究目前有较多的进展,典型的例子是基于 Lifeport 平台的研究,而 NMP 在此领域的进展目前正成为新的热点。应该说,在 HMP 平台上可以用到的药物或干预手段绝大部分可以在 NMP 平台上得到良好应用,而且某些情况效果更佳。

与 HMP 不同,NMP 状态下细胞代谢状态更快,这可能可以使移植肾更快地恢复能量水平及修复冷缺血储存造成的损伤。基于 NMP 平台的干细胞疗法在肾脏领域已有报道。Brasile 等利用人肾脏在 NMP 中加入 MSC 灌注 24 小时后,结果发现 MSC 可显著降低炎症因子的释放,ATP、表皮生长因子(epidermal growth factor,EGF)、碱性成纤维细胞生长因子 2(fibroblast growth factor 2,FGF2)和转化生长因子 -α(transforming growth factor-α，TGF-α）的合成增加。Pool 等使用荧光预标记的 MSC 对猪肾进行离体灌注，以评估 NMP 期间 MSC 的定位和存活。进行 NMP 6 小时后在肾小球毛细血管腔中检测到完整的 MSC。在 NMP 期间灌注回路中注入的 MSC 数量急剧下降至约 10%。Yang 等研究了在灌注液中添加促红细胞生成素进行猪肾的 NMP，结果发现添加促红细胞生成素可显著抑制炎症因子 caspase-3 和 IL-1β 的活性并可使尿量增加。该团队在类似的猪肾模型研究促红细胞生成素衍生物环状螺旋 B 肽（circular helical B-peptide，CHBP）进行 NMP 3 小时后发现 CHBP 显著增加肾血流量、耗氧量和尿量，同时，肾小管区域的凋亡细胞显著减少。借助纳米颗粒的封装药物及其缓释的特性发挥持续的治疗作用，Tietjen 等证明使用抗 CD31 抗体增强纳米颗粒向人移植肾内皮细胞输送的潜力。添加抗 CD31 抗体，纳米颗粒的累计增加了 5~10 倍。这些纳米颗粒可作为"长期药物释放的储存库"，并可用于将治疗药物特异性地输送到肾内皮细胞。此外，可利用 NMP 平台对肾脏 IRI 进行靶向性药物研究。Hameed 等利用小鼠肾脏 IRI 模型基于 NMP 平台，比较三种尚未广泛用于临床的已证明抗 IRI 药物：CD47 阻断抗体（αCD47Ab）、可溶性补体受体 1（sCR1）、重组血栓调节蛋白（rTM），以确定药物对灌注和 IRI 相关参数的影响。研究结果表明 αCD47Ab 是一种有效的抗 IRI 药物。NMP 可使 αCD47Ab 直接有效地输送到猪肾脏，并且改善了肾灌注 / 血流，降低氧化应激和组织损伤。

除了可作为药物治疗的平台，NMP 也是药物筛选的重要途径。虽然目前尚未有相关的报道，但据推测，随着 NMP 及药物的发展，这可能为未来治疗某些疾病（如肾癌）提供某些帮助。比如，通过外科技术将癌变的肾脏整个切除后，在 NMP 过程中切除肾脏中的癌变组织，加入靶向治疗药物以达到消除残余癌变组织的目的，再进行自体移植，这样可以减少术中出血，并保留更多正常肾组织。此外，也可为培育出的类器官在 NMP 中筛选治疗某些疾病的药物，大大缩短临床试验的时间。

（三）器官再生

目前，基于 NMP 促进器官再生在肾脏病领域的研究罕有报道，而对肝脏的研究较多，可以作为借鉴。Jassem 等证实 NMP 通过减少炎症、细胞死亡，促进肝脏再生和愈合，可能是一个挽救目前被丢弃的边缘移植物的理想工具。类器官培养技术在再生医学中具有广阔的前景。类器官能够保持原有组织的关键功能和特征，具有用于组织修复的潜力。Atsuhiro 等于 2014 年首次描述来源于胚胎干细胞的肾类器官，其可用性也激发了人们对肾脏发育和移植研究的未来发展的兴趣。但是仅在动物研究中证明类器官移植入体内并存活下来，尚未在人体内证实类器官具有组织修复能力。2021 年英国剑桥大学 Sampaziotis 等利用一种技术在实验室中培育出胆管类器官（bile duct organoids），又称胆管微型器官，并发现这种胆管类器官可用于修复受损的人类肝脏，这项研究报道于《自然》（Science）。这是第一次成功实现在人灌注器官中移植胆管类器官，促成胆管系统再生，为开辟类器官应用于人类的道路提供了试验的原型，加速了细胞治疗应用于临床的速度。这些前沿研究可能为未来肾脏领域的类似研究指明方向。

（四）教学

目前腹腔镜在临床上已经得到广泛应用,但是对手术技能要求高,掌握难度大,培训周期长,且在当今医学培训体系下,年轻医师主刀机会不够,远难满足达到专业化的"一万小时培训定律"的训练要求;同时,腹腔镜手术质量评价体系缺乏,上级医师不敢放手。现有腔镜内镜培训平台均只能做基础培训,通常使用塑胶模具,质感差,模拟训练效果不佳;或者使用虚拟设备,情景虚假、触感不实;而目前基于大动物的高级培训系统建设成本高,需要建专用的手术室,使用效率低,同时受实验安全、麻醉技术、饲养成本、动物伦理等因素困扰,难以推广,也难以做到由基础培训向临床实际操作的快速安全转换,培训周期长,培训效果也不尽理想。由中山大学附属第一医院何晓顺教授团队基于 NMP 共同研制出的具有自主知识产权的离体活器官腔镜/内镜培训系统,可为离体的食用猪内脏供血、供氧,长时间保持内脏鲜活及正常生理功能,提供真实场景,活器官教学(肝脏有胆汁、肠道在蠕动等),练习组织的分离、显露、结扎、缝合、止血等基本技巧。让腔镜/内镜培训可以达到等同于在体脏器同样的效果,大大降低了培训成本,同时无须麻醉师,也克服了时间、场地及动物饲养限制,并无须申报动物实验伦理,在取得基本相同培训效果的同时,还具有培训费用低、培训器官获取方便、培训仪器使用方便、可多次重复训练等独特优点,可以完全取代完整大动物培训平台并大范围推广应用。与此同时,采用国际最先进的成果导向教育(outcome based education,OBE)教学理念结合人工智能(artificial intelligence,AI)的辅助会为每位培训者生成一份量化评价表,打破了传统低效的学徒式培训模式,构建了高标准、同质、批量化的腔镜/内镜教学培训体系。

（五）其他

目前,中山大学附属第一医院何晓顺教授团队在国内率先开展了基于 NMP 的探索性研究。目前已开展 6 例临床弃用供肾长时间体外 NMP,证实了 NMP 平台对供肾保存的价值以及有可能实现对 ECD 供肾移植前的评估,同时通过病理穿刺初步观察到短时间内的 NMP 对供肾修复的潜能。同时,也初步探索了 NMP 评估 ECD 供肾功能、扩大供肾来源的可能性。此外,有 2 例稳定灌注时间长达到了 24 小时,进一步证明 NMP 作为器官医学平台的可行性。其中 3 例临床弃肾进行 NMP 添加了微量元素、血管活性药物、营养物质、抗生素、肝素等物质,为之后 NMP 灌注液成分的探索提供了一个可参考的思路。最近,还利用临床上因血栓弃用的一对肾脏进行溶栓修复的研究。在灌注液中加入尿激酶后经过 1 小时 NMP 及 HMP,结果证实经过 1 小时 NMP 后的一侧肾脏较对侧血栓明显较少,进一步验证了利用 NMP 可对血栓边缘供肾进行修复及治疗。除了利用临床弃肾作为研究平台外,还基于猪肾热缺血模型进行了一系列研究,对灌注参数、灌注液的成分以肾脏活力评估等标准进行探索。

三、展望

虽然目前临床上仍然以 SCS 作为供肾保存的"金标准",但已有较多的研究证实 MP 比

SCS 在器官保存的可行性、安全性及有效性更具优势。HMP/HOPE 和 NMP 均是临床公认的保存方法,特别是在 ECD 和 DCD 供体器官保存和预处理中,均被证明优于 SCS。虽然 NMP 目前仍有较多的问题需要解决,如携氧剂仍以红细胞为主,缺乏可临床应用的替代品及简便可靠的离体器官体外功能监测手段,影响体外离体器官长时间功能维持的关键因素仍待探索。但随着技术的发展,更接近人体的生理保存环境的 NMP 具有更加广阔的应用前景。

(邱　江)

第二节　无缺血肾移植手术

无缺血肾移植是利用肾脏常温灌注仪,实现在供肾获取和供肾植入受体全过程不中断血流,供肾持续有供血供氧,从根本上避免供肾获取和植入过程中的缺血再灌注损伤。与传统肾移植相比,无缺血肾移植避免了供肾的热缺血和冷缺血,显著降低了术后发生延迟性移植物功能障碍的风险,并有助于降低术后急性排斥反应的发生率,提高肾移植患者近期和远期疗效。

一、无缺血肾移植的手术适应证

无缺血肾移植的手术适应证同常规肾移植相似,适用于各种终末期肾病进展到慢性肾衰竭(CKD 5 期),包括慢性肾小球肾炎、糖尿病肾病、多囊肾、慢性肾盂肾炎、梗阻性肾病、间质性肾炎和痛风性肾病等。

二、无缺血肾移植的术前准备

1. **供者术前准备**　供者术前需进行血常规、尿常规、血生化、肝功能、凝血功能、胸部和腹部 CT、肝胆胰脾和双肾输尿管膀胱彩色多普勒超声检查,病原体检测(HBV、HCV、HIV 和梅毒螺旋体等),血、尿、痰液和引流液细菌和真菌培养,MHC 配型等常规检查。详细评估肾脏功能,排除有无供体特殊病原体感染以及恶性肿瘤等不适合移植的情况。

2. **受者术前准备**　受者术前需进行血常规、尿常规、血生化、凝血功能、胸部 CT、心电图、心脏彩超、肝胆胰脾和双肾输尿管膀胱彩超,双侧髂血管彩超,病原体检测(巨细胞病毒、HBV、HCV、HIV 和梅毒螺旋体等),MHC 配型和群体反应性抗体(panel reactive antibody,PRA)等常规检测,评估受者能否耐受无缺血肾移植以及供受者配型匹配情况,评估术后发生延迟性移植物功能障碍和急性排斥反应等并发症的风险。

3. **肾脏常温机械灌注机器术前准备**

(1)肾脏常温机械灌注液配制:肾脏常温机械灌注液成分见表 6-2-1。在供体手术开始前,以无菌方式按比例混合肾脏常温机械灌注液各组成成分,并将配好的灌注液储存在无菌袋中备用。

表 6-2-1　肾脏常温机械灌注液配方表

成分	剂量
洗涤红细胞	10U
钠钾镁钙葡萄糖注射液	600ml
琥珀酰明胶注射液	400ml
5% 碳酸氢钠	150ml
10% 葡萄糖酸钙	25ml
亚胺培南	1g
多种微量元素注射液	10ml
复方氨基酸	40ml
肝素	2.5 万 U
地塞米松	15mg
20% 甘露醇	20ml
胰岛素	100U

（2）肾脏常温机械灌注装置的准备：①将配好的肾脏常温机械灌注液加入到肾脏常温机械灌注机器上，通过加氧器顶部的连接器，并从管道中除去所有气泡。②打开动脉泵。将压力表空气压调至低于大气压力，确保灌注期间测量的压力是肾动脉水平的实际压力。③使用（95%O_2+5%CO_2）以 4L/min 的流速开始氧合。使灌注液中的 PO_2 维持约为 60kPa（或450mmHg）。较长的灌注，建议使用单独的 O_2 和 CO_2 来源。允许对 O_2/CO_2 比进行小的调整，这可以用于调节灌注液的 pH 和 PCO_2。④在常温机械灌注 15~20 分钟后，进行灌注样品的血气测量并相应地监测 pH 和电解质。注意在采集样品之前，要先丢弃约 3ml 的灌注液，因为该液体位于外围管道中，不能代表系统中的灌注液情况。⑤加入 5% 碳酸氢钠溶液用于调节灌注液的 pH，控制灌注液 pH 在正常范围（7.35~7.45）。通过定期取样进行血气测量，检测灌注液中的 pH 和碳酸氢盐数值，并根据 pH 和碳酸氢盐的数值调整碳酸氢钠的用量。

三、无缺血肾移植的手术方式

无缺血肾移植是我国首创的肾移植手术方式，在供肾获取、灌注和修整，以及植入的全过程都保持供血供氧，因此手术方式同常规肾移植手术有很大不同（图 6-2-1，视频 2）。

1. 供体手术方式（图 6-2-1A）

（1）供体取平卧位，常规消毒，铺巾，采用腹部大十字切口，依次切开皮肤，皮下各肌层及腹膜，自动拉钩暴露腹部脏器。

（2）打开左侧结肠旁沟侧腹膜，将降结肠和小肠往中线推开，暴露左肾，游离左肾周脂肪和韧带；在肾门处找到左肾动、静脉，结扎左肾静脉小属支，分别游离左肾动、静脉至腹主动脉处，游离左侧输尿管至骨盆入口处。

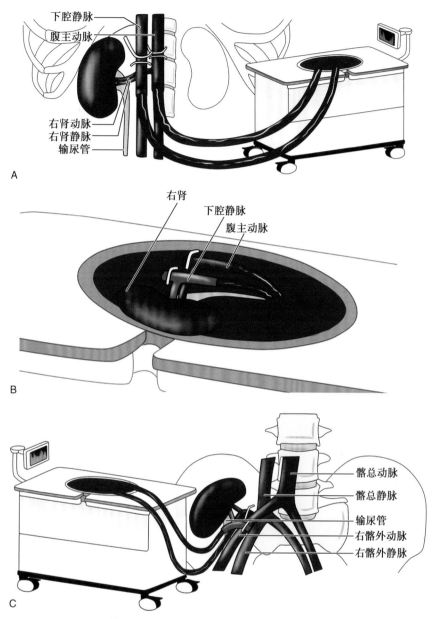

A. 供体手术；B. 供肾常温机械灌注；C. 受体手术。

图 6-2-1 无缺血肾移植手术示意图

（3）分别结扎并切断左肾输尿管，左肾动脉和静脉，将左肾完整取出，交给修肾医师进行常规灌注和冷保存。

（4）打开右侧结肠旁沟侧腹膜，将升结肠和小肠往中线推开，暴露右肾，游离右肾周脂肪和韧带；结扎右肾静脉小属支；游离右肾动脉和静脉。

（5）将十二指肠和胰头向上翻开，结扎并切断肠系膜上动脉，游离肝下下腔静脉和腹主动脉，结扎腹主动脉和下腔静脉表面小分支和属支。

视频 2
无缺血肾移植

（6）分别在肾动脉下方 5cm 处的腹主动脉和肝下下腔静脉，分别插入常温机械灌注仪的动脉导管和静脉导管至右肾动脉和静脉开口处，并用线固定。

（7）在肠系膜上动脉上方用心耳钳阻断并切断主动脉和下腔静脉，同时打开常温灌注仪进行右肾常温灌注，游离右肾、腹主动脉和下腔静脉周围组织，将右肾以及连接管道的腹主动脉和下腔静脉一起取出放置在常温机械灌注仪的修肾台上。

2. 供肾体外常温机械灌注和修整方法（图 6-2-1B） 将离体右肾置于肾脏常温机械灌注仪的修肾台上，利用肾脏常温灌注机器保持右肾持续供血供氧。将腹主动脉近心端用心耳钳夹闭，残端露出约 1cm。用 5-0 尼龙缝线缝合下腔静脉近心端约 1/2，剩下约 1cm 下腔静脉开口，用心耳钳阻断下腔静脉近心端，残端保留约 1cm。修整去除肾门周围多余的结缔组织。正常灌注时，常温机械灌注压力控制在 70~80mmHg，流量在 150~300ml/min。

3. 无缺血肾移植受体手术方式（图 6-2-1C）

（1）受体取平卧位，常规消毒铺巾，采用右侧下腹半弧形切口，平脐水平沿腹直肌外缘切开皮肤及皮下组织，至髂前上棘水平横向内侧止于耻骨联合上缘 2 横指。显露腹外斜肌腱膜，平腹直肌外缘剪开腹直肌前鞘，牵开腹直肌纤维，切断并双重结扎腹壁下动静脉。剪开腹直肌后鞘及腹横筋膜见腹膜，钝性分离腹膜牵向内侧，显出髂外血管。

（2）游离髂外动、静脉，近侧至髂内动、静脉连接处，远侧平腹股沟韧带水平。将右侧供肾连同灌注管道放置到手术台上，将供肾摆放在右髂窝合适位置，供肾主动脉和肾静脉残端与拟吻合位置对齐。先做肾静脉残端与髂外静脉端侧吻合。髂外静脉用主动脉钳进行血管部分阻断，纵向切开管壁约 1.5cm，用 6-0 血管缝线缝合吻合口两端，然后连续缝合吻合口前后壁。然后做供肾腹主动脉残端和髂外动脉端侧吻合，用主动脉钳阻断部分髂外动脉，纵向切开管壁约 1cm，用 6-0 血管缝线缝合吻合口两端，然后连续缝合吻合口前后壁。

（3）血管吻合完毕，去除髂血管阻断钳，观察吻合口无漏血。停止常温灌注仪，用心耳钳分别阻断供肾腹主动脉和下腔静脉远心端，同时开放供肾腹主动脉和静脉近心端阻断钳，观察移植肾血供情况和质地。用丝线双重结扎并切断供体主动脉和下腔静脉远心端，移除常温机械灌注仪的动脉和静脉导管。

（4）输尿管植入：向输尿管腔内插入双 J 支架管，剪去多余的输尿管并剪开 0.3cm 成斜面，经尿道插入 16Fr 双腔气囊尿管，向膀胱内注入生理盐水 200ml。于切口下方游离腹膜，显露膀胱前壁。用两把皮钳钳住膀胱壁，向头侧牵引以帮助显露，用小血管钳钝性分离膀胱前壁肌层，见膀胱黏膜突起，用尖刀刺开分离好的膀胱黏膜，内支架末端置于膀胱内。以 5-0 单股可吸收线连续缝合输尿管膀胱黏膜，3-0 可吸收线间断缝合浆肌层覆盖吻合口。

（5）彻底止血，切口内置入引流管引流，逐层关闭切口。

四、无缺血肾移植手术过程中的注意事项

1. 供体手术时，常温机械灌注仪的动脉和静脉导管头端置入平右肾动脉和右肾静脉开口水平即可，不宜置入过深，以免影响阻断钳阻断供体主动脉和下腔静脉。

2. 供肾体外常温机械灌注过程中,要注意将供肾泡在 37℃的常温灌注液中,保持供肾的温度和湿度,避免供肾由于失温导致动脉痉挛,以及由表面干燥脱水造成的组织损伤。

3. 在常温灌注过程中,要把供肾动脉和主动脉位置摆顺,避免因动脉折叠或成角影响供肾血供。如果供肾灌注流速下降,考虑肾小动脉痉挛时,可以适当用地尔硫卓或罂粟碱等缓解小动脉痉挛,改善流速。

4. 动脉灌注压力一般控制在 60~70mmHg 即可,避免压力过高,导致供肾高灌注损伤。

5. 受体手术过程中,供肾动脉和静脉位置要摆顺后,再进行吻合,血管吻合过程中注意避免供肾动脉折叠或成角,避免供肾静脉扭转或受压,以及由此引起的血供减少导致的供肾热缺血损伤。

6. 供肾血管吻合完毕后,要先开放供肾动脉血流,同时阻断供体主动脉远端,让受体新鲜血液充盈移植肾约 30 秒,将移植肾中残留的灌注液排入常温灌注仪的静脉导管中,再阻断供体下腔静脉远端,同时开放下腔静脉近端,让供肾静脉血回流到受者的髂外静脉。这样可以避免常温灌注液进入受者体内可能导致的不良反应。

(陈国栋　吴国彬)

第三节　无缺血肾移植围手术期处理

一、术前处理

患者登记等待移植时,需要提供以下检查结果:血常规,血型,出凝血功能,肝功能,肾功能,电解质,感染筛查组合(乙肝两对半、HCV 抗体、梅毒螺旋体抗体、HIV 抗体),肝炎系列(甲肝、乙肝、丙肝、丁肝、戊肝、庚肝),心肌酶学和心肌损伤标志物(肌酸激酶同工酶 MB、肌红蛋白、高敏肌钙蛋白 T),全段甲状旁腺激素(iPTH),巨细胞病毒抗体组合(IgG、IgM),糖化血红蛋白,血清降钙素原,群体反应性抗体(PRA),组织相容性抗原复合物(MHC),CYP3A5基因分型检测。必要的时候可以做血清蛋白电泳。影像学检测包括肝胆胰脾、泌尿系统、心脏及双侧髂血管彩色多普勒超声,胸部 CT,心电图,胃镜(或钡餐)等。如有原肾病理穿刺结果也一并提供,明确原发病是否有肾移植的禁忌证。如果原发肾病是局灶性节段性肾小球硬化(focal segmental glomerulosclerosis,FSGS),需分析原因,必要时做相应的基因检测或循环因子检测等,根据临床情况等综合判断,评估肾移植术后 FSGS 复发的风险等。

以上检查是受体等待移植登记的时候需要的检查,以明确有无移植手术禁忌证等。如有胃溃疡,则需要正规治疗,复查溃疡治愈后才考虑移植手术,因为移植手术需要使用大剂量激素,有引起溃疡出血的风险。其他检测结果如有异常,则需根据具体情况来处理等。

肾移植术前,急查受体 PRA 以确定无抗 MHC 的供者特异性抗体(donor specific antibody,DSA)的情况,特别是既往 PRA 阳性的患者。如果存在高滴度的 DSA,建议取消手术。如果存在低滴度的可疑 DSA 的情况,可以在术前进行血浆置换处理抗体。根据患者的术前检查结果,如果存在高钾血症,在手术当天或者术前 1 天进行充分的血液透析,避免术中高钾血症导致的心律失常或心搏骤停等。

二、术中处理

手术过程及术中具体处理情况详见本章第二节。

三、术后处理

(一) 抗排斥反应方案

1. **诱导方案**　常规应用诱导治疗。诱导方案根据患者术前 PRA、配型及免疫状态等情况决定,常规包括甲泼尼龙(MP 0.5g,术中及术后第 1、2 天各 1 次,静脉滴注)和抗 CD25 单抗(巴利昔单抗 20mg,术中及术后第 4 天)或多抗[抗人胸腺细胞免疫球蛋白 1~1.5mg/(kg·d),术中及术后第 1、2 天各 1 次,缓慢静脉滴注(一般维持 5-8 小时)]。如果应用多抗后患者骨髓抑制等副作用比较明显,可以酌情减量或缩短疗程。

2. **维持方案**　常规维持方案为三联方案,包括钙调磷酸酶抑制剂(calcineurin inhibitor,CNI)[术后第 1 天即可开始应用,起始剂量按环孢素 4~6mg/(kg·d),他克莫司 0.05~0.15mg/(kg·d),后根据药物浓度进行调整],抗增殖类药物(麦考酚钠肠溶片、吗替麦考酚酯片、咪唑立宾等)和激素(术后第 3 天开始用,醋酸泼尼松片 30mg 起,每周减 5mg 至每天 5~10mg 维持)。钙调磷酸酶抑制剂谷浓度维持:环孢素,术后早期 1 个月内维持浓度 150~180μg/L,1 年内维持 130~150μg/L,1 年后维持 100~150μg/L。他克莫司,早期 1 个月内维持浓度 7~10μg/L,1 年内维持 6~9μg/L,1 年后维持 5~7μg/L。抗增殖类药物不要求常规进行药物浓度监测,若出现可能相关的并发症,如腹泻、骨髓抑制等情况,可进行浓度检测,测定曲线下面积(area under the curve,AUC)[参考范围为 30~70(mg·h/L)]。初始方案应用后,如出现比较明显的相关副作用,可考虑进行某一同类药物的更换,以避免相关副作用的发生。

(二) 抗感染方案

1. **常规预防性应用抗感染药物**　包括碳青霉烯类广谱抗生素和棘白菌素类抗真菌药(卡泊芬净或米卡芬净)。若术前供体的各种体液培养出病原体,可根据药敏结果选择相应的敏感抗感染药物。肾灌注液及修肾过程中的保存液常规做培养。同时,术后引流液、尿液、拔除的引流管尖端和导尿管尖端等均做培养,以发现可能存在的感染及明确感染的病原体和药敏结果,根据药敏结果调整抗感染方案。

2. **术后预防感染方案**　预防巨细胞病毒感染:更昔洛韦胶囊 0.5g,1 天 3 次,3 个月;或缬更昔洛韦片 0.45g,1 天 1 次,3 个月。预防卡氏肺孢子菌感染:复方磺胺甲噁唑片 0.48g,1 天 1 次,3~6 个月。

(三) 术后监测

术后前 3 天专护病房监测,避免探视,预防交叉感染。术后每天检查血常规、肝肾功能、电解质至肌酐小于 200μmol/L。隔天查钙调磷酸酶抑制剂(FK506 或者环孢素 A)浓度,根据浓度调整剂量,调整剂量后隔天再复查药物浓度。注意控制好血压,不能过低或过高。血压过低会影响移植肾的灌注,必要时可以应用升压药维持。血压过高可能会导致手术部位出血,或者移植肾破裂等,也会导致移植肾高灌注损伤,必要时可以应用静脉抗高血压药控制高血压。监测中心静脉压(CVP)及每小时出入量,制定精细的术后补液方案。

(四) 延迟性移植物功能障碍的处理

如果患者术后出现 DGF,应及时完善移植肾彩超检查,排除血管栓塞、输尿管梗阻等外科情况,适当限制入量,规律透析。如果 DGF 时间较长,在不排除合并其他问题的情况下,必要时可行移植肾穿刺病理检查,明确是否合并排斥反应等。对恢复过程中可能存在的其他系统问题,给予对症支持处理,维持内环境稳定,避免应用损伤肾脏的药物。另外,应给予患者必要的心理沟通,告知 DGF 的可能持续时间及相关预后可能等。对术后还需要透析的情况,很多患者都有心理负担,在担心手术是否成功的同时,还担心移植肾的存活情况。因此,术前对 DGF 的预估及术后 DGF 的评判,应在术前就告知患者可能的相关情况,对减轻患者术后透析的焦虑等有关键作用。

(五) 外科并发症的处理

术后外科并发症包括术后伤口部位出血,血管相关并发症(肾动静脉血栓、狭窄、瘘等),输尿管相关并发症(梗阻、狭窄、瘘等),淋巴漏,伤口感染,移植肾破裂等,具体诊断及处理措施同常规肾移植。

(六) 术后排斥反应

由于目前常规应用免疫诱导治疗及术后维持应用钙调磷酸酶抑制剂等抗排斥药物,肾移植术后排斥反应的发生率相对较低。术后早期发生率相对较高,但处理后效果相对较好。细胞性排斥反应可以应用激素冲击或多抗处理,急性体液性排斥反应目前没有统一的标准治疗方案,可根据患者的具体情况,给予血浆置换,免疫球蛋白(大剂量静脉注射),利妥昔单抗或硼替佐米等。早期的急性体液排斥治疗效果相对好。

(七) 随访计划

肾移植术后随访复查对长期存活非常关键。复查频率建议术后 3 个月内每周 1 次,3~6 个月内 2 周 1 次,6~12 个月 3~4 周 1 次,术后 1 年后每月 1 次。复查项目包括钙调磷酸酶抑制剂浓度、血尿常规、生化、移植肾彩色多普勒超声等。术后 3 个月内每月 1 次复查尿 BK 多瘤病毒拷贝数,3 个月 ~1 年每 3 个月 1 次,1~3 年每半年 1 次,当出现肌酐升高等情况时,随时查。PRA 监测,术后 2 年内半年 1 次,2 年后每年 1 次。术前 PRA 阳性患者,术后监测相对密切。当出现肌酐升高、蛋白尿等情况时,随时查。

(邓荣海)

参考文献

[1] RESCH T, CARDINI B, OBERHUBER R, et al. Transplanting marginal organs in the era of modern

machine perfusion and advanced organ monitoring [J]. Front Immunol, 2020, 11: 631.

［2］HESSE K, AITKEN E, CLANCY M, et al. Expanded criteria donor and donation after circulatory death renal allografts in the West of Scotland: their place in the kidney allocation process [J]. Surgeon, 2016, 14 (3): 136-141.

［3］DIRITO J R, HOSGOOD S A, TIETJEN G T, et al. The future of marginal kidney repair in the context of normothermic machine perfusion [J]. Am J Transplant, 2018, 18 (10): 2400-2408.

［4］HAMED M O, CHEN Y, PASEA L, et al. Early graft loss after kidney transplantation: risk factors and consequences [J]. Am J Transplant, 2015, 15 (6): 1632-1643.

［5］WEISSENBACHER A, LO F L, BOUBRIAK O, et al. Twenty-four-hour normothermic perfusion of discarded human kidneys with urine recirculation [J]. Am J Transplant, 2019, 19 (1): 178-192.

［6］HOSGOOD S A, SAEB-PARSY K, WILSON C, et al. Protocol of a randomised controlled, open-label trial of ex vivo normothermic perfusion versus static cold storage in donation after circulatory death renal transplantation [J]. BMJ Open, 2017, 7 (1): e012237.

［7］HE X S, CHEN G D, ZHU Z B, et al. The first case of ischemia-free kidney transplantation in humans [J]. Front Med (Lausanne), 2019, 6: 276.

［8］HOSGOOD S A, THOMPSON E, MOORE T, et al. Normothermic machine perfusion for the assessment and transplantation of declined human kidneys from donation after circulatory death donors [J]. Br J Surg, 2018, 105 (4): 388-394.

［9］HOSGOOD S A, BARLOW A D, HUNTER J P, et al. Ex vivo normothermic perfusion for quality assessment of marginal donor kidney transplants [J]. Br J Surg, 2015, 102 (11): 1433-1440.

［10］HOSGOOD S A, NICHOLSON M L. An assessment of urinary biomarkers in a series of declined human kidneys measured during ex vivo normothermic kidney perfusion [J]. Transplantation, 2017, 101 (9): 2120-2125.

［11］KATHS J M, HAMAR M, ECHEVERRI J, et al. Normothermic ex vivo kidney perfusion for graft quality assessment prior to transplantation [J]. Am J Transplant, 2018, 18 (3): 580-589.

［12］BATH M F, HOSGOOD S A, NICHOLSON M L. Vasoreactivity to acetylcholine during porcine kidney perfusion for the assessment of ischemic injury [J]. J Surg Res, 2019, 238: 96-101.

［13］STENBERG B, WILKINSON M, ELLIOTT S, et al. The prevalence and significance of renal perfusion defects in early kidney transplants quantified using 3D contrast enhanced ultrasound (CEUS)[J]. Eur Radiol, 2017, 27 (11): 4525-4531.

［14］BUCHS J B, LAZEYRAS F, BUHLER L, et al. The viability of kidneys tested by gadolinium-perfusion MRI during ex vivo perfusion [J]. Prog Urol, 2009, 19 (5): 307-312.

［15］BUCHS J B, BUEHLER L, MOLL S, et al. DCD pigs' kidneys analyzed by MRI to assess ex vivo their viability [J]. Transplantation, 2014, 97 (2): 148-153.

［16］HOSGOOD S A, PATEL M, NICHOLSON M L. The conditioning effect of ex vivo normothermic perfusion in an experimental kidney model [J]. J Surg Res, 2013, 182 (1): 153-160.

［17］BRASILE L, BUELOW R, STUBENITSKY B M, et al. Induction of heme oxygenase-1 in kidneys during ex vivo warm perfusion [J]. Transplantation, 2003, 76 (8): 1145-1149.

［18］BRASILE L, GLOWACKI P, CASTRACANE J, et al. Pretransplant kidney-specific treatment to eliminate the need for systemic immunosuppression [J]. Transplantation, 2010, 90 (12): 1294-1298.

［19］CHRISTINA B, JULIA H, FRANKA M, et al. Ex vivo mesenchymal stem cell therapy to regenerate machine perfused organs [J]. Int J Mol Sci, 2021, 22 (10): 5233.

［20］ ZHAO L F, HU C X, HAN F, et al. Combination of mesenchymal stromal cells and machine perfusion is a novel strategy for organ preservation in solid organ transplantation [J]. Cell Tissue Res, 2021, 384 (1): 13-23.

［21］ XU J, BUCHWALD J E, MARTINS P N. Review of current machine perfusion therapeutics for organ preservation [J]. Transplantation, 2020, 104 (9): 1792-1803.

［22］ BRASILE L, HENRY N, ORLANDO G, et al. Potentiating renal regeneration using mesenchymal stem cells [J]. Transplantation, 2019, 103 (2): 307-313.

［23］ POOL M, EERTMAN T, SIERRA P J, et al. Infusing mesenchymal stromal cells into porcine kidneys during normothermic machine perfusion: intact MSCs can be traced and localised to glomeruli [J]. Int J Mol Sci, 2019, 20 (14): 3607.

［24］ YANG B, HOSGOOD S A, BAGUL A, et al. Erythropoietin regulates apoptosis, inflammation and tissue remodelling via caspase-3 and IL-1β in isolated hemoperfused kidneys [J]. Eur J Pharmacol, 2011, 660 (2-3): 420-430.

［25］ YANG C, HOSGOOD S A, MEETA P, et al. Cyclic helix B peptide in preservation solution and autologous blood perfusate ameliorates ischemia-reperfusion injury in isolated porcine kidneys [J]. Transplant Direct, 2015, 1 (2): e6.

［26］ TIETJEN G T, HOSGOOD S A, DIRITO J, et al. Nanoparticle targeting to the endothelium during normothermic machine perfusion of human kidneys [J]. Sci Transl Med, 2017, 9 (418): eaam6764.

［27］ HAMEED A M, LU D B, BURNS H, et al. Pharmacologic targeting of renal ischemia-reperfusion injury using a normothermic machine perfusion platform [J]. Sci Rep, 2020, 10 (1): 6930.

［28］ JASSEM W, XYSTRAKIS E, GHNEWA Y G, et al. Normothermic machine perfusion (NMP) inhibits proinflammatory responses in the liver and promotes regeneration [J]. Hepatology, 2019, 70 (2): 682-695.

［29］ TAGUCHI A, KAKU Y, OHMORI T, et al. Redefining the in vivo origin of metanephric nephron progenitors enables generation of complex kidney structures from pluripotent stem cells [J]. Cell Stem Cell, 2014, 14 (1): 53-67.

［30］ NISHINAKAMURA R. Human kidney organoids: progress and remaining challenges [J]. Nat Rev Nephrol, 2019, 15 (10): 613-624.

［31］ SAMPAZIOTIS F, MURARO D, TYSOE O C, et al. Cholangiocyte organoids can repair bile ducts after transplantation in the human liver [J]. Science, 2021, 371 (6531): 839-846.

［32］ HILL P, CROSS N B, BARNETT A N, et al., Polyclonal and monoclonal antibodies for induction therapy in kidney transplant recipients [J]. Cochrane Database Syst Rev, 2017, 1 (1): CD004759.

第七章
无缺血心脏移植

第一节　心脏常温机械灌注

一、心脏移植领域中缺血再灌注损伤的研究现状及存在问题

自 Christiaan Barnard 于 1967 年进行了第一例人类心脏移植手术至今,心脏移植仍然是终末期心力衰竭患者的标准治疗措施。目前心脏移植需求是供给的 2 倍,其中等待死亡率高达 10%。供体的短缺使业界开始转向(DCD 的研究和应用。同时,Maastricht 分类也把 DCD 四类标准扩展为五类标准:①院前死亡;②入院后复苏失败;③计划循环停止;④脑死亡后循环停止;⑤院内循环停止。围移植期供体维护和修复策略的提升一直是研究热点。

传统器官移植必须经历热缺血、冷缺血和再灌注 3 个损伤阶段,统称为 IRI。热缺血指器官从供体生命支持停止到冷灌注(冷保存)开始;冷缺血指器官从冷灌注(冷保存)开始到移植后开始供血;再灌注指器官移植吻合完成开放到供血后一段时间。缺血时间本身不仅是移植后原发性移植物功能障碍和存活率的独立预测因子,如合并其他危险因素如供体年龄和左心室肥厚的有害影响,还限制了供体应用。缺血性损伤具有时间依赖性,在心脏植入时触发再灌注损伤。

IRI 是移植器官功能障碍、急性和慢性排斥反应、受体死亡的重要危险因素。尤其在目前世界范围内供体器官短缺导致边缘供体使用的情况下,IRI 对边缘供体的损伤特别突出。目前临床传统的心脏保存方法为 SCS,应用冷心脏停搏液冲洗冠状动脉,然后在 4℃下静态缺血存储。合适的保存时间为 4~6 小时,边缘供体 SCS 时间更短。冷缺血 6 小时后,1 年死亡率危险比从 3 小时的 1.0% 增加到 1.9%(95% 置信区间 1.5~2.5)。虽然低温冷保存使新陈代谢减慢 10~12 倍,但即使在 0℃下,大量的厌氧活动仍在继续,导致 ATP 消耗以及其他代谢物的堆积,并且活性氧在器官移植复灌时导致再次损伤。改善 IRI 的努力一直在持续,包括缩短热冷缺血时间、冷保存、缺血预处理,药理干预,保护性气体和生物疗法。然而,这些策略依然不能从本源上解决问题,如何减少热缺血、冷缺血及再灌注对供体的损伤是供体器官保护的重点研究内容。

二、新的研究热点:机械灌注

近几年,MP 因为可以为器官提供氧气、营养物质及所需药物,同时在移植前可以评估供体功能成为全球研究和临床的新焦点。MP 概念最早来源于 1866 年 Ludwig 和 Cyon 提出的离体心脏灌注(ex vivo heart perfusion,EVHP)。之后 Langendroff 开创性建立心脏休息跳动模式,Neely 和 Morgan 建立心脏工作模式。现代 MP 将两种模式均应用于临床和前期动物实验。MP 首先应用于肝肾移植领域。肝移植结果显示 MP 的应用安全可靠、可以修复边缘器官,延长供肝 54% 保存时间,增加供体数量。MP 在心脏移植领域的初步研究结果显示其获益性和开创性,但在循环路径、保存温度、保存时心脏是否保持跳动、灌注方法、根据不同方法衍生出的名词以及临床试验方法等尚未达成共识。PROCEED Ⅱ 是全球首个多中心临床随机对照试验,以评估临床移植中离体心脏灌注的安全性。该试验应用世界首个 OCS,采用密闭循环环路方法(主动脉 - 肺动脉 -OCS),使心脏处于温暖、跳动、空载的保护状态,结果显示使用 OCS 或 SCS 的供体心脏移植后可产生相似的 30 天临床结果。Steen 等提出体外无缺血心脏保存(ex vivo non-ischemic heart preservation,NIHP)的概念和方法,即应用低温(8℃)含血高钾保存液,对离体心脏每隔 60 分钟灌注 15 分钟或持续灌注,使心脏处于静止状态。猪心脏 NIHP 24 小时后进行原位心脏移植,在术后 24 小时观察期内均保持稳定;猪心脏 NIHP 8 小时后,冠状动脉内皮收缩和舒张功能远优于经典冷保存组;首次人类非随机开放实验中,NIHP 供心脏移植后 6 个月均无事件生存(100%),没有出现严重的原发性移植物功能障碍;中度及以上急性细胞排斥反应或心脏相关的不良事件,优于传统冷静态保存组(72%)。MP 可实现 DCD 心脏再利用,使成人供体心脏库扩大约 30%,也扩大了小儿心脏供体数量,具有巨大的临床应用前景。通过 MP 实现的 DCD 预后总体较好,与 DBD 相比,在 90 天和 1 年生存率、移植器官功能、住院时间和排斥反应方面均无差异。

三、心脏移植机械灌注类型

MP 提供了器官获取前、器官获取期到移植手术窗口期的治疗修复评估手段,可以作为传统 SCS 的替代或辅助方式。MP 可以在窗口期的任一时段使用,其类型因供体具体病理生理情况、供受体距离和交通、医院移植策略和当地法律条款而异。MP 的设备可以采用 ECMO、体外循环机或 TransMedics OCS 心脏装置进行。以下为已在临床心脏移植应用的机械灌注类型。

1. **心脏原位常温区域灌注**　目前应用于 Maastricht Ⅲ 类 DCD。撤离供体机械通气,在循环停止的基础上宣布死亡;胸骨切开,打开心包。肝素注入右心房和肺动脉;阻断主动脉以消除脑部血供;主动脉、右心房插管,建立体外循环;颈动脉彩色多普勒超声检查确认脑血流消失。供心恢复跳动,必要时进行复律;同时供体重新进行气管插管和机械通气;充分再灌注期后评估心脏,供心撤离体外循环。后续以 SCS 方式进行供心获取(图 7-1-1)。

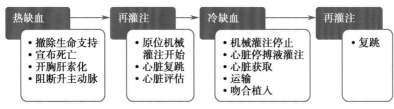

图 7-1-1　心脏原位常温区域灌注流程图

2. **离体心脏灌注**　根据移植的不同阶段和使用目的,离体心脏灌注的组合和方式各具有特点。离体心脏灌注分为低温离体心脏灌注和常温离体心脏灌注。HOPE 可以解决 SCS 状态下持续心肌细胞活动的无氧代谢,但是仍然处于停搏静态。最早文献报道 4 例低温含氧离体心脏灌注保护人心脏移植,灌注时间从 6 小时 55 分钟到 16 小时 55 分钟,1 例因为首次心脏移植后发生急性排斥反应,再次植入经低温离体灌注的心脏,仍然出现超急性排斥反应;1 例半年后因慢性排斥死亡;1 例 10 个月后因肺结核死亡;1 例最少成活 15 个月。Rosenfeldt 等利用 HOPE 离体人心脏 2.5 小时(20ml/h),再保持 50~60mmHg 左心室压力的 12 小时工作模式,结果显示乳酸经过升高,后降至 3.5~4.5mmol/L,HE 染色组织切片无水肿表现。Nilsson 等首次在开放非随机前瞻性临床研究中,应用平流、压力控制(20mmHg)、8℃含血保存液进行持续供心灌注联合植入阶段间歇供心灌注,6 个月无事件生存和严重并发症 NIHP 组优于 SCS 组。低温含氧离体心脏灌注具有一定的缺点:①无法评估供心功能;②低温灌注下心肌细胞的水肿。心肌细胞水肿可以通过提高灌注液的胶体渗透压[380mOsm/(kg·H_2O)]或白蛋白浓度(75g/L)缓解,并且低温含氧离体心脏灌注引起的心肌细胞水肿为可逆性,不影响再灌注后心功能。NMP 保持供心的跳动,因此可以一定程度地评估供心质量。美国 TransMedics 公司的 OCS 是首家商用 NMP 灌注系统。目前临床应用于 DBD 和 Maastricht Ⅲ 类 DCD。撤离供体机械通气,循环停止宣布死亡;胸骨切开,打开心包。肝素注入右心房,将 2 级静脉插管插入右心房以收集供体血液预充 TransMedics OCS 装置。升主动脉插入心脏停搏液插管和主动插管,灌注心脏停搏液。获取心脏后通过 TransMedics OCS 装置进行离体灌注使供体心脏恢复跳动,必要时进行复律。通过目视检查、有限的血流动力学评估以及动静脉生化参数来评估供体心脏,确定供体心脏的移植适用性(图 7-1-2)。PROCEED Ⅱ 是首个应用 OCS 进行 DBD 供心保存的前瞻、开放、多中心、非劣效性临床研究,与 SCS 相比,OCS 供心保护在 30 天生存率和严重不良反应中具有非劣效性。

NMP 可以克服不可避免的热缺血导致的长时间冷缺血不耐受,并且可以进行供心质量评估。因此 NMP 最大的意义在于使远程 DCD 供心成功获取和保存成为可能。澳洲 45 例 NMP 灌注的 DCD 心脏移植初步结果显示,此类心脏移植方式和 DBD 比较,4 年总体成活率和排斥反应相当。该试验拟入组 200 例心脏移植,主要终点为术后 6 个月预后。该试验的成功预期将提高心脏移植数 30%。目前还有美国在研的相关临床试验正在进行。

然而,关于 NMP 的最佳灌注策略仍需要更多的临床研究进行支撑。EVHP 期间心脏功能会下降,如何在心功能下降前进行适当的干预需要大量研究。

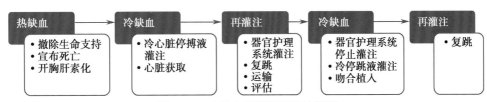

图 7-1-2　离体心脏常温灌注流程图

3. 心脏原位常温区域灌注结合离体心脏灌注　目前应用于 Maastricht Ⅲ 类 DCD。先应用心脏原位常温区灌注进行在体原位心脏修复,获取后连接 OCS 系统进行运输,后续按 OCS 离体灌注方案进行心脏移植。其具体步骤较为复杂。撤离供体机械通气,在循环停止的基础上宣布死亡;胸骨切开,打开心包;肝素注入右心房和肺动脉;阻断主动脉以消除脑部血供;主动脉、右心房插管,建立体外循环;颈动脉彩色多普勒超声检查确认脑血流消失;供心恢复跳动,必要时进行复律;同时供体重新进行气管插管和机械通气;充分再灌注期后,供心撤离体外循环。冷停跳液灌停心脏,连接 OCS 系统,复跳运输;冷停跳液灌停心脏,吻合植入,主动脉开放后心脏复跳(图 7-1-3)。

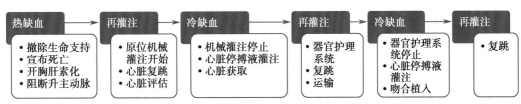

图 7-1-3　心脏原位常温区域灌注结合离体心脏灌注流程图

4. 心脏无缺血机械灌注　心脏供体缺血时间和预后具有相关性。缺血<4 小时组 30 天生存率远高于>4 小时;缺血 6 小时组 6 年生存率远低于<6 小时组;<2 小时组和 2~4 小时组 6 年生存率相近。缺血时间与术后 1 年死亡率呈线性相关,并且该风险和风险的增高随着供体年龄的增长而增大。心脏特别是边缘心脏对热缺血的耐受性较低。虽然少量心脏相关 MP 研究显示其临床获益性,但是无论常温还是低温 MP 也仅是解决了部分的缺血时间,从器官获取到移植物吻合完成开放后依然要经历热缺血和 / 或间断冷缺血阶段和再灌注损伤阶段。何晓顺教授首次提出 IFOT 的概念,在 2018 年发表全球首例无缺血同种异体肝移植和同种异体肾移植报告,获得广泛的兴趣和临床应用推广。随机临床对照试验结果显示,IFLT 对传统肝移植手术禁忌证的 ≥ 60% 大泡性脂肪变性的肝移植仍具有良好临床获益,患者术后 18 天康复出院。

相对于其他器官,心脏独特的生理结构和功能导致其对缺血损伤尤为敏感,无缺血保护格外具有意义。在前期无缺血肝肾移植的基础上,何晓顺团队通过前期的大动物实验和人废弃离体灌注试验,于2021年6月26日成功完成世界首例人无缺血心脏移植(ischemia-free heart transplantation,IFHT)。在无缺血心脏灌注(ischemia-free heart perfusion,IFHP)模型中,采用常温、开放卸载模式(图7-1-4)。

首例IFHT选择DBD捐献模式。供心获取、保存和离体灌注采用体外循环机,整套系统包括自动压力报警流量调节平流泵、氧合器、白细胞滤器、动脉微栓过滤器、变温系统。预充液由300ml供体血液和100ml复方电解质溶液、甘露醇、氨基酸等组成(表7-1-1)。

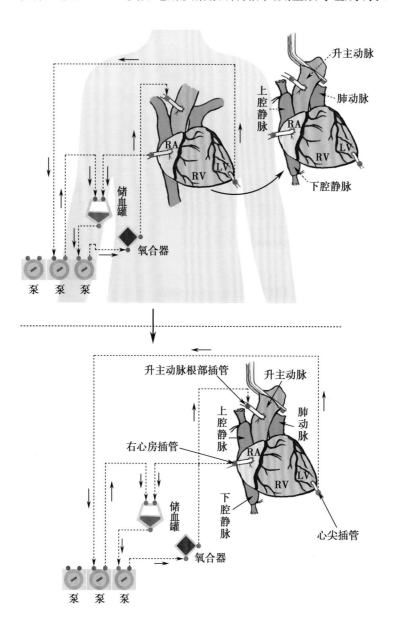

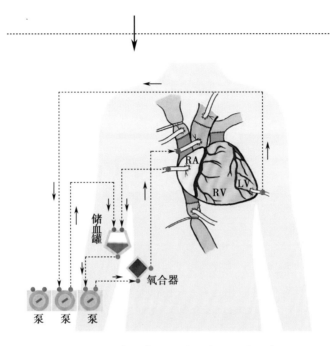

RA. 右心房；RV. 右心室；LV. 左心室。

图 7-1-4　无缺血心脏移植流程图

表 7-1-1　心脏无缺血机械灌注液成分表

预充成分	含量 /500ml
甘露醇	12.5g
氯化钠	2.63g
氯化钾	185mg
葡萄糖酸钠	251mg
醋酸钠	184mg
氯化镁	150mg
碳酸氢钠	20mEq
注射用甲泼尼龙琥珀酸钠	200mg
复合维生素	5ml
肝素	2 500IU
头孢曲松钠他唑巴坦钠	1.5g
25% 白蛋白	100ml

续表

维持液体	含量 /500ml
氯化钙	1.2g
硫酸镁	0.2g
氯化钾	0.01g
氯化钠	0.825g
尼可地尔	12mg
氨基酸	3%
儿茶酚胺维持液	**维持速度**
肾上腺素(1mg+50ml 0.9% 盐水)	0.6~18μg/min

胸骨切开,打开心包。肝素注入右心房,升主动脉插管,腔静脉插管置入右心房、肺动脉插管,左心尖插管用于左心引流。连接体外循环机。通过腔静脉插管收集供体血液600ml。阻断上下腔静脉和升主动脉,体外循环心脏灌注开始。在心脏跳动情况下获取供体心脏。离体常温灌注,心脏保持跳动,必要时进行复律。调节肾上腺素、尼可地尔泵注剂量(0~30ml/h)和灌注流量,保持心率为 65~100 次 /min,平均灌注压 60mmHg,灌注流量450~650ml/min。维持温度在 36.5℃(图 7-1-5)。

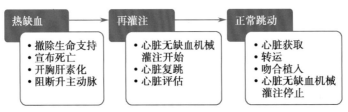

图 7-1-5　心脏无缺血机械灌注流程图

通过目视检查、血流动力学评估以及动静脉生化参数来评估供体心脏,确定供体心脏的移植适用性。冠状动脉血乳酸<5mmol/L,并且冠状静脉血乳酸低于冠状动脉血乳酸,认为心脏功能恢复良好,符合植入条件。

心脏植入吻合顺序:左心房、主动脉、右心房和肺动脉。主动脉吻合完成后,400ml 洗涤红细胞(血细胞比容>30%)置换供心冠脉循环中供体血液,随后主动脉开放,供心灌注停止。

5. 心脏机械灌注方式比较　目前心脏机械灌注方式是根据心脏移植不同阶段和预期目的,结合现有的设备性能来分类。SCS 作为传统的供体心脏保护措施,具有便捷、便宜等优点,但是无法对供体器官进行质量评估,限制了潜在供体心脏的应用。因此,MP 由于其突出的优势,已经从实验室转化到临床,并且得到越来越多的应用。无论 NMP、HOPE 或心脏无缺血机械灌注(cardiac ischemic free mechanical perfusion,CIFMP),有优势和劣势,无论在技术和设备上均需要较大的改进空间。未来会在设备改进的基础上,进行全面组合,以达到最大临床获益。各种灌注方式比较见表 7-1-2。

表 7-1-2　心脏机械灌注方式比较

分类		SCS	HOPE	NMP	CIFMP
优点		便捷	氧气和营养供给	氧气和营养供给	无缺血损伤(DBD);最低限度缺血再灌注损伤(DCD)
		技术要求简单	排除代谢产物	排除代谢产物	氧气和营养供给
		便宜	可长时间保存	可长时间保存运输	排除代谢产物
		团队人员简单	可修复	可质量评估	可长时间保存运输
		不需要额外设备		可进行冠脉造影检查	可质量评估
				可修复	可进行冠状动脉造影检查
缺点		冷缺血造成供心损伤	无法评估质量	操作较复杂	操作较复杂
		保存时间限制	较贵	技术和设备失误可导致供心浪费	技术和设备失误
		无法评估质量	团队人员较多	团队人员多	可导致供心浪费
			需要额外灌注设备	昂贵	团队人员多
				需要额外灌注设备	昂贵
				需要额外监护设备	需要额外灌注设备
					需要额外监护设备
					暂时不能院外长途运输(设备原因)

注:SCS. 静态冷保存;HOPE. 低温含氧离体心脏灌注;NMP. 常温机械灌注;CIFMP. 心脏无缺血机械灌注;DBD. 脑死亡供者;DCD. 心脏死亡供者。

四、MP 的主要作用

与传统的供心保护和心脏移植比较,MP 具有几大关键优势:①提供了供体质量评估;②在供体严重短缺的情况下将大幅度提高供体数量;③可以在 MP 心脏跳动情况下进行超声检查和冠状动脉造影检查;④ CIFMP 的应用可以使 DBD 心脏移植全程无 IRI 成为可能,使 DCD 心脏移植 IRI 降至最低。但是在现有 MP 提供的心脏非工作模式跳动下,心功能评估是不可靠的。工作模式下心脏前负荷和左心室压力最小变化率可以评估供心质量和移植后心脏功能。虽然已经开发了几种 MP 设备来支持和评估工作模式下心脏功能,但是目前还没有可以应用于临床的、非工作模式和工作模式切换的 MP 设备。近来灌注乳酸作为代谢生物标志物的有效性受到质疑,MP 使发现新型、精确的生物标志物成为可能。

供体心脏在捐赠和植入的每个阶段都受到不同的损伤。DBD 供心中,儿茶酚胺全身和局部的过度释放导致心肌组织挛缩、坏死和收缩功能障碍。获取后,代谢性酸中毒和 ATP 产生不足促进病理性细胞内钠离子(Na^+)和钙离子(Ca^{2+})堆积。DCD 心脏中,循环停止之前心室在有限的细胞 ATP 条件下维持做功,使 ATP 储存更快耗尽。再灌注时,细胞外 pH 正常会产生跨质膜的氢钠交换,加剧细胞内 Na^+ 和 Ca^{2+} 的滞留,导致线粒体途径介导的和后续损伤相关促炎细胞因子介导的细胞凋亡和细胞坏死发生。MP 可以在不同的时段灌注氧合营养血液,减轻上述损伤。同时给予药物达到修复作用。

MP 期间,药物治疗可以直接输送到供体心脏,而无须担心被其他器官代谢或对其他身体系统产生副作用。因此,针对不同的分子机制,可以通过 MP 在整个移植过程提出多个治疗目标。系列实验已证实 MP 期间的药物心肌修复作用,具有巨大的潜力。程序性坏死特异性抑制剂 necrostatin-1 可通过阻断坏死性凋亡途径来缩短热缺血 35 分钟诱导的心肌细胞死亡。自由基清除剂 MCI-186 增强 DCD 供心的细胞超微结构,改善移植后的心脏功能。此外,HOPE 中加入小干扰 RNA 可以沉默补体 3、caspase-8、caspase-3 和 NF-κB-p65 基因表达,减少细胞凋亡、心肌结构改变和促炎细胞因子的产生,增强心脏异位常温灌注和原位移植模型中心脏功能。此外,低温灌注液中加入骨髓间充质干细胞,通过生长因子、细胞因子和趋化因子介导减少细胞死亡,改善供体心脏收缩性,并降低移植后促炎细胞因子表达。NMP 期间可以通过病毒载体形式安全地将所需基因递送至供体心脏被证实是可行的。

五、展望

未来大部分心脏移植会采用不同组合方式的 MP 进行,尤其是在未来临床研究的证据和设备改良支持下,IFHT 将得到广泛应用。边缘供心、DCD 供心的使用将整体心脏移植量增加 20% 以上。心脏供体适用条件将进行统一,年龄、适应证筛选、热缺血时间定义等。并且评估标准既能预测移植后心脏功能,又能区分可逆性移植功能障碍和永久性移植物损伤。相比之下,小儿 DCD 心脏移植数量会保持稳定,直到适用于小儿的心脏灌注设备面世。

设备的改良将更加便携、操作简便、远程运输、低成本,并且适用于各种年龄段。此外,灌注系统上可靠的供体心脏功能评估、血流动力学评估和便携式可显影冠状动脉评估等成为可能。并且供体器官在体、异位维护修复和受体吻合过程中的维护在一体化上成为可能。CIFMP 技术平台使心脏器官医学、心脏和其他器官离体联动、心脏新技术诊疗、心脏临床模拟培训成为可能。

围绕心脏移植的医学伦理和法律条款会逐步变化,尤其是关于死亡定义和 DCD 心脏移植管理,包括 MP 介入的时机和方式。MP 的相关概念、名词、分类和具体实施策略也会逐渐统一。

(荣 健)

第二节　无缺血心脏移植手术

一、无缺血心脏移植的手术适应证

心脏移植受者主要包括药物治疗不佳或不能进行外科治疗、且其预期 1 年生存率低于 50% 的终末期心脏衰竭患者。目前尚没有客观可靠的预后判断标准。一般来说，在接受规范治疗后仍然存在下列因素为危险因素：低射血分数（<20%）、最大氧耗量降低［<14ml/（kg·d）］、心律失常、高肺毛细血管楔压（>25mmHg）、高血浆去甲肾上腺素水平（>600pg/ml）、低钠血症（<135mmol/dl）以及高 NT-proBNP 浓度（>5 000pg/ml）。其中左室射血分数和最大耗氧量减低是预测患者不良预后的最强独立危险因素。

不同移植中心的纳入和排除标准可能略有所不同，但必须确保有限的供体器官能够公平、客观、合理地分配给可获得长期收益的患者。遴选的目的是要找出相对健康、药物治疗无效，并具有恢复正常生活能力和保证心脏移植后能遵从严格规范治疗的终末期心脏病患者。启动心脏移植程序后应建立医患之间的长期联系、社会支持系统以及完整的移植团队。心脏移植适应证和禁忌证见表 7-2-1。

表 7-2-1　心脏移植适应证和禁忌证

心脏移植适应证和禁忌证
适应证（列表中的心脏移植适应证应随临床医学的进步而持续更新）：
Ⅰ.射血分数降低的心力衰竭（射血分数<35%）
A. 纳入病因
1. 缺血性心脏病
2. 扩张型心肌病
3. 瓣膜性心脏病
4. 高血压心脏病
5. 其他
B. 排除病因
1. 淀粉样变性（有争议）
2. HIV 感染
3. 心脏肉瘤
Ⅱ.有顽固性心绞痛的缺血性心脏病
A. 最大耐受量药物治疗无效
B. 不适合做直接心肌血运重建术、经皮血运重建术或经心肌血运重建术
C. 心肌血运重建术未成功
Ⅲ.顽固性心律失常
A. 起搏器和心脏除颤器不可控的心律失常
1. 单独电生理或联合药物治疗没有改善的心律失常
2. 不适合射频消融治疗

续表

心脏移植适应证和禁忌证

Ⅳ. 肥厚型心肌病

  A. 各种干预治疗后仍有心功能Ⅳ级症状

    1. 室间隔穿支乙醇注射

    2. 心肌及肌瘤切除术

    3. 二尖瓣置换术

    4. 最大程度药物治疗

    5. 起搏器治疗

Ⅴ. 没有重度肺动脉高压合并症的先天性心脏病

Ⅵ. 心脏肿瘤

  A. 仅局限于心肌

  B. 没有远处转移证据

绝对禁忌证：

Ⅰ. 年龄>70 岁(各移植中心不一致)

Ⅱ. 药物干预治疗无效的肺动脉高压

  A. 肺血管阻力>5 Wood 单位

  B. 跨肺压>15mmHg

Ⅲ. 因限制移植后生存率的系统性疾病

  A. 皮肤癌以外的恶性肿瘤(无瘤生存期<5 年)

  B. 获得性免疫缺陷综合征(艾滋病)(疾控中心定义 CD4 阳性细胞计数<200 个 /cm^3)

  C. 出现多系统损害并处于活动期的系统性红斑狼疮或结节病

  D. 移植心脏有高度可能复发的任何系统性疾病

  E. 不可逆的肾或肝功能不全

潜在相对禁忌证：

Ⅰ. 近期恶性肿瘤病史

Ⅱ. 慢性阻塞性肺疾病

Ⅲ. 近期没有治愈的肺梗死和肺栓塞

Ⅳ. 终末期靶器官损害(神经、肾、视网膜病变)的糖尿病

Ⅴ. 周围血管或脑血管病变

Ⅵ. 活动性胃溃疡

Ⅶ. 目前或最近患有憩室炎

Ⅷ. 限制患者生存或康复的其他系统性疾病

Ⅸ. 严重肥胖或恶病质

Ⅹ. 严重骨质疏松

Ⅺ. 酗酒或药物滥用

Ⅻ. 依从性差或干扰远期依从性的精神类疾病

ⅩⅢ. 缺乏精神、心理支持

  在患者进入心脏移植等候名单之前,对终末期心脏衰竭的病因以及潜在可逆性的判定至关重要。随着心室辅助装置(ventricular assist device,VAD)的临床应用、抗心力衰竭药物的更新,以及高风险血运重建技术、新型抗心律失常药物和植入式除颤器 / 双心室起搏器的日益普及,不可逆性心力衰竭的概念正在改变。更重要的是,非心肌缺血或瓣膜病相关心肌病的预后与其他类型的心肌病可能存在差别,应当慎重判断这些亚组患者的预后。因此,在

强化药物治疗和/或机械辅助支持治疗一段时间后,应重新评估患者是否符合心脏移植的适应证。

每个移植方案都可能基于临床实际和医师的经验而有所不同,因此,所谓的绝对标准是有问题的。例如,移植列表中传统的有关受者年龄的禁忌证就是最具争议的移植排除标准之一。来自国际心肺移植协会的注册登记显示,60 岁以上受者数量在稳步增加。尽管老年受者比年轻受者更可能合并全身性隐匿性疾病,从而影响术后恢复过程,但经严格筛选的老年受者移植术后生存率与年轻受者相当,而且他们比年轻受者更少发生排斥反应。因此,移植中心决定受者年龄上限应重点考虑受者的生物学年龄而不是实际年龄。

肺动脉高压导致肺血管阻力(pulmonary vascular resistance,PVR)升高,是原位心脏移植为数不多的绝对禁忌证之一。正常供心在术后不能立即适应肺动脉高压的血流动力学环境,因此,肺动脉高压的受者在心脏移植术后发生急性右心衰竭的风险较高。跨肺压可用于鉴别与肺静脉压升高有关的左心疾病相关性肺动脉高压,是独立于肺血流之外的跨肺血管床的压力梯度;在低心排血量的患者中测量跨肺压可以避免计算肺血管阻力时出现的误差。肺血管阻力>5~6 Wood 单位及跨肺压>15mmHg 是心脏移植的绝对禁忌证,对移植术后的死亡率有重要影响。术前轻、中度肺高压(PVR=2.5~5.0 Wood 单位)和术后死亡率没有相关性,但移植术后早期(6 个月内)肺高压增加了死亡风险。虽然在术后第 1 年内,术前 PVR 每增加 1 Wood 单位,术后死亡率增加 15% 或更高,但结果差异无统计学意义。

罹患系统性疾病的患者预后很差,且移植后免疫抑制剂治疗可能加剧病情进展,因此是心脏移植的绝对禁忌证。在淀粉样变性的患者中,因为淀粉样物质可以在供心沉积,导致远期预后差,影响到受者 1 年以上的生存率;但也有文献报道淀粉样变性受者心脏移植术后长期存活的病例,因此,淀粉样变性是否作为心脏移植禁忌证仍有争议。HIV 感染的患者通常是不会列入心脏移植的名单。严重的慢性支气管炎或慢性阻塞性肺疾病患者可能在移植术后发生肺部感染及机械辅助通气时间延长;第 1 秒用力呼气容积(forced expiratory volume in one second,FEV$_1$)与用力肺活量的比值(FEV$_1$%)小于预测值的 40%~50%,或者在规范药物治疗后 FEV$_1$% 仍小于预测值 50% 的患者慎行心脏移植。糖尿病患者只有在出现重要靶器官损害(糖尿病肾病、视网膜病变或神经病变)才是心脏移植禁忌。但在一些中心,轻中度靶器官损害的患者也能成功接受心脏移植手术。存在活动性感染病灶被认为是心脏移植禁忌证,但植入的左心室辅助装置继发性感染是急诊心脏移植的指征。

其他心脏移植相对禁忌证包括严重的动脉硬化性血管疾病、严重骨质疏松、活动性胃溃疡或十二指肠憩室炎等,所有这些疾病都可能增加手术死亡率。恶病质是指体重指数(body mass index,BMI)<20% 或低于理想体重(ideal body weight,IBW)80% 的患者,肥胖则指 BMI>35 或大于 IBW 140% 的患者,两者均增加移植术后死亡率。营养不良也不利于术后早期康复。心脏移植的远期生存率取决于受者的社会心理稳定性和依从性。受者术后应严格执行规范的药物治疗方案和定期复诊。若患者存在心理疾病、药物滥用或依从性差(特别是终末期心力衰竭治疗)等情况,则有充分理由拒绝其作为移植候选人;缺乏家庭或社会支持者也不应接受心脏移植。

二、无缺血心脏移植的术前准备

心脏移植受者术前应接受全面而复杂的评估,包括详尽的病史和体格检查,以及常规血液生化检验和各种相关检查(表 7-2-2)。心脏移植供者也需要进行规范的术前管理(表 7-2-3)。

表 7-2-2　心脏移植评价检查项目

心脏移植评价检查项目	
实验室检查	全血分类和计数、血小板计数、肌酐、血尿素氮、电解质、肝功能、血脂、血钙、血磷、总蛋白、白蛋白、尿酸、甲状腺功能、抗核抗体、血沉、快速血浆反应素、铁结合试验、活化部分凝血活酶时间、凝血酶原时间 血型鉴定、抗巨细胞病毒的免疫球蛋白 G 和免疫球蛋白 M 检查、单纯疱疹病毒、HIV、水痘病毒、乙型肝炎表面抗原、乙肝 e 抗原、弓形虫及其他检查 结核菌素试验、前列腺特异性抗原(>50 岁男性) 乳腺 X 线及宫颈涂片检查(>40 岁女性) 筛检群体反应性抗体和人类白细胞抗原表型 24 小时尿蛋白和肌酐清除率、尿液分析及尿培养、细菌和真菌培养、粪便检查寄生虫及虫卵
心脏	12 导联心电图、24 小时动态心电图 超声心动图 采用铊 -201 心肌显像、正电子发射计算机体层成像和 MRI 来评价心肌活力 运动压力试验和呼吸气体分析测量氧摄取、运动峰值氧耗 在移植中心脏行右心和左心导管检查 心力衰竭病因不明确的选定患者行心肌活检
血管	周围血管检查,55 岁以上患者行颈动脉彩色多普勒超声或二维超声检查
肾脏	有适应证行肾脏超声或静脉肾盂造影检查
肺脏	胸部 X 线检查 肺功能检查 胸部 X 线片异常或老年患者(通常>65 岁)需要查胸主动脉行胸部 CT
胃肠道	有适应证行上消化道内镜 / 结肠镜检查 有适应证行上消化道钡剂和 / 或钡剂灌肠检查 有适应证行经皮肝穿刺活检
代谢	骨密度检查
神经系统	筛选评价
精神方面	筛选评价
牙齿	彻底的牙科检查评价
物理治疗	筛选评价
社会工作	患者态度和家属支持力度,医疗保险和整体经济来源
移植协调员	宣传教育

表 7-2-3 心脏供体的管理

心脏供体的管理	
常规管理,在做超声心动图前行下列检查	1. 调整容量状态(中心静脉压维持在 6~10mmHg) 2. 纠正代谢紊乱,包括: 　A. 酸中毒(维持 pH 为 7.40~7.45) 　B. 低氧血症(PO$_2$>80mmHg,SpO$_2$>95%) 　C. 高碳酸血症(PCO$_2$ 维持在 30~35mmHg) 3. 纠正贫血(维持血细胞比容 30%,血红蛋白 10g/L) 4. 调整正性肌力药物用量维持平均血压在 60mmHg,去甲肾上腺素和肾上腺素应迅速减量并应用多巴胺及多巴酚丁胺 5. 多巴胺或多巴酚丁胺的目标剂量应<10μg/(kg·min)
超声心动图检查	1. 检出心脏结构异常(有意义的左心室肥厚、瓣膜功能异常、先天性病变) 2. 如果左心室射血分数是 45%,在手术室进行复苏(采用以下积极的管理来改善心功能)并进行最后评估 3. 如果左心室射血分数<45%,强烈推荐激素复苏并行漂浮导管检查
激素复苏	1. 三碘甲状腺原氨酸(4μg 静脉注射,然后 3μg/h 静脉泵入) 2. 精氨酸血管升压素(1 单位静脉注射,然后每小时 0.5~4 单位静脉泵入,维持周围血管阻力在 800~1 200dyn·s·cm^{-3}) 3. 甲泼尼龙(15mg/kg 静脉注射)
积极的血流动力学管理	1. 与激素复苏同步进行 2. 放置漂浮导管 3. 治疗持续 2 小时 4. 调整液体入量,血管活性药物及血管升压素剂量,每 15 分钟基于血流动力学指标减少 β 受体激动剂用量并达到下列标准: 　A. 平均血压>60mmHg 　B. 中心静脉压 4~12mmHg 　C. 肺毛细血管楔压 8~12mmHg 　D. 周围血管阻力 800~1 200dyn·s·cm^{-3} 　E. 心指数>2.4L/min 　F. 多巴胺或多巴酚丁胺的目标剂量应<10μg/(kg·min)

　　心脏本身的评估除了常规 12 导联心电图、动态心电图、超声心动图外,如果病情允许,所有患者应进行心肺运动试验检查来评价心功能储备。最大氧耗量是评价心功能储备的指标,心力衰竭患者的死亡率与最大氧耗量之间成反比关系。术前右心导管检查可以评价心力衰竭的严重程度(移植名单上患者的心功能状态水平)和肺动脉高压情况。在等待心脏移植期间,右心导管检查也有助于制定治疗方案。缺血性心肌病患者应行冠状动脉造影检查以确认冠心病丧失手术指征。正电子发射计算机体层成像和 MRI 检查可以评估患者存活心肌的量,判断是否适合血运重建。心力衰竭病因不明确的患者均应行心内膜心肌活检术,特别是病史少于 6 个月的没有缺血性心肌病症状的患者。这可以协助制定治疗决策,以及排除如淀粉样变性等心脏移植的相对禁忌证。

　　心脏移植受体术前如发现合并肺动脉高压,应行心导管检查以确定是否存在心脏移植禁忌证。大量应用左心室辅助装置可降低左心室前负荷,进而降低肺动脉压力,扩大了心脏移植的手术适应证。有不可逆性肺动脉高压的患者可能是异位心脏移植、心肺联合移植或左心室辅助装置终末治疗的候选者。

心脏病患者神经、精神疾病的评估应由专业人员来进行,以判断其是否有器质性脑功能病变或精神类疾病。有经验的社会工作者应评估患者是否有足够的社会和经济支持。在列入心脏移植名单等待期间,移植协调员应确保患者及家属熟悉等待期间的异样表现,以及术前准备、长期药物维持治疗方案和移植后的生活规律,明白患者万一在等待移植期间病情恶化时采取的生命支持措施(使用时间和类型)。

体内存留高水平抗人类白细胞抗原的 PRA 阳性的患者,较没有此类抗体的患者发生器官排异反应的概率更高、生存率更低,因此在移植前应进行交叉配型检测。现代的实验室技术已经可以确定受者体内的抗体及其滴度,因所有的供体抗原在器官分配时是已知的,故可以在没有实际进行的组织/血清学分析的情况下来初步评价。然而,特定患者的 PRA 随着时间的推移可以动态变化。因此,有多种抗体和高抗体滴度的患者应特别小心。血浆置换、静脉用免疫球蛋白、环磷酰胺、吗替麦考酚酯和利妥昔单抗等都可以降低 PRA 水平。

严重心力衰竭的患者需要入住 ICU 并使用正性肌力药物治疗。多巴酚丁胺、磷酸二酯酶抑制剂(米力农)具有类似效果。多巴胺是常用于肠外的正性肌力药,中大剂量可以产生可观的血管收缩作用。在需要更大剂量正性肌力药物治疗的患者,可以联合应用多巴酚丁胺和米力农。依赖静脉正性肌力药物的移植术前患者,嗜酸性粒细胞心肌炎可产生对多巴酚丁胺过敏症状,导致病情快速加重,出现这种情况应及早考虑心室辅助装置治疗。

初始药物治疗不佳的难治性心力衰竭患者有必要放置主动脉内球囊反搏(intra-aortic balloon pump,IABP)。机械辅助治疗充血性心力衰竭随机评价(randomized evaluation of mechanically assisted therapy for congestive heart failure,RE-MATCH)证明,左心室辅助装置治疗与规范的药物治疗相比较,降低了任何原因导致的死亡风险,结果有统计学意义。终末期心力衰竭患者,使用左心室辅助装置治疗较规范的药物治疗能有效提高患者生存率及生活质量。全人工心脏(total artificial heart,TAH)原位安置消除了采用因左心室辅助装置或双心室辅助装置带来的右心衰竭、瓣膜反流、心律失常、心室内血栓形成、心室间收缩不协调和低血流量等问题。使用 TAH 的患者中有 79% 可过渡到心脏移植,移植后 1 年、5 年的生存率分别是 86%、64%。因为这些心室辅助装置不能撤除,安装前应仔细审议患者的移植候选人资格。

有症状的室性心动过速和心脏性猝死史是放置自动植入型心律转复除颤器的适应证。长期使用胺碘酮治疗或偶尔的导管射频消融治疗也提高了受者的生存率。

三、无缺血心脏移植的手术方式

无缺血心脏移植是我国首创的心脏移植手术方式,在供心获取、灌注、修整以及植入的全过程心脏都保持跳动和持续的血液供应,手术方式与常规心脏移植不同(视频 3)。

(一)供体手术方式(图 7-2-1)

1. 供体取平卧位,垫高胸部或使颈部伸展,常规消毒、铺无菌巾,采用胸部正中切口,依次切开皮肤、皮下组织、肌层,正中锯开胸骨,止血,纵向切开并悬吊心包,胸骨牵开器撑开胸骨。

2. 常规检视心脏。依次抚摸心脏各腔室及大血管表面,检查是否有震颤,冠状动脉有无钙化斑块;观察心脏收缩力,是否有外伤、瘢痕;经食管超声心动图再次评估心脏功能和瓣膜情况,有无存在其他结构异常。

3. 依次游离升主动脉、肺动脉及上、下腔静脉,并过 10-0 丝线备用。肝素化(3mg/kg)。

4. 于心尖无血管区用 4-0 prolene 线双荷包缝合,插左心引流管。主动脉根部用 3-0 prolene 线缝双荷包,插灌注管。右心耳用 4-0 prolene 线荷包缝合,插静脉引流管。建立体外循环。

5. 10-0 丝线结扎下腔静脉,阻断钳阻断升主动脉,常温转机并行循环。

6. 10-0 丝线结扎上腔静脉,沿横膈平面切断下腔静脉,将心脏向头端托起暴露 4 支肺静脉后依次予以切断,再于结扎线远端切断上腔静脉(注意留够吻合长度),在升主动脉阻断钳以远横断主动脉(注意留够吻合长度),适当分离主动脉与肺动脉之间的结缔组织,在左、右肺动脉分叉处切断肺动脉并分离心后组织,完整取出心脏并置于灌注槽中继续灌注温血。

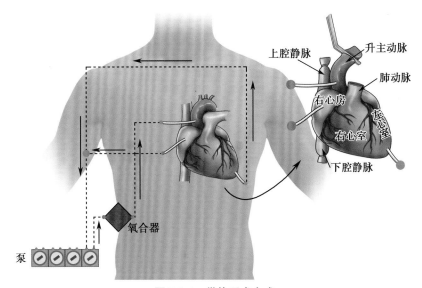

图 7-2-1 供体手术方式

(二)供体心脏体外常温机械灌注和修整方法(图 7-2-2)

将离体心脏置于灌注槽上,利用体外循环机器保持心脏持续供血、供氧。仔细检视心脏有无损伤,分离主动脉与肺动脉,以及肺动脉和左心房上缘的组织,注意勿损伤血管和心房肌层,保留足够的血管吻合长度。将 4 支肺静脉开口朝对角线交叉剪开,形成一个大的开口；修剪过程中应注意避免气体进入左心室，同时可以观察二尖瓣的闭合情况。修整好的心脏放于灌注槽中，浸泡入温血中，常温持续灌注，注意维持血压、灌注流量稳定。

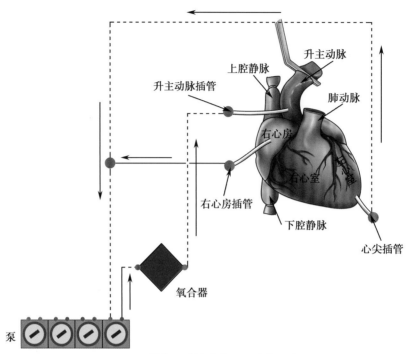

图 7-2-2　供体心脏体外常温机械灌注方法

（三）无缺血心脏移植受体手术方式（图 7-2-3）

1. 受体取平卧位，垫高胸部，常规消毒、铺无菌巾，采用胸部正中切口，依次切开皮肤、皮下组织、肌层，正中锯开胸骨，止血，适当分离胸腺脂肪组织，纵行切开并悬吊心包，胸骨牵开器撑开胸骨。

2. 用 3-0 prolene 线于升主动脉（紧邻头臂干起始）处做荷包缝合，4-0 prolene 线于上、下腔静脉单荷包缝合，全身肝素化（3mg/kg），常规插管建立体外循环。阻断升主动脉、灌注。由右心耳沿房室交界的心房组织向下裁剪，绕过右心室锐缘后沿三尖瓣环裁剪；再由右心耳朝向横窦剪入左心房顶部，并向下剪开房间隔，完全离断右心房；再沿二尖瓣后瓣环边缘裁剪直达左心耳前，将主动脉和肺动脉根部剪短，然后将剩余的左心房沿主动脉的后缘和左心耳前缘完全切断，将受体心脏完整取出。于右上肺静脉处缝荷包，提前留置心内引流管。

3. 将供心置于心包腔内，注意勿扭折升主动脉和灌注管，以及心尖引流管。先用 3-0 prolene 线连续缝合吻合左心房，同时把受体的心内引流管经二尖瓣口放入左心室；再端端吻合供、受体升主动脉，缝合最后一针前松开受体侧主动脉阻断钳，排尽主动脉内气体。然后再松开供心侧主动脉阻断钳，开放升主动脉。采用上、下腔静脉分别缝合法，用 4-0 prolene 线端端吻合上、下腔静脉；吻合之前，供心上腔静脉切口应在腹侧靠右心室垂直剪开

1~2cm,供心下腔静脉切口应在右侧缘垂直剪开 1~2cm,以免上、下腔静脉吻合口狭窄;吻合完成后松开上、下腔静脉结扎线。最后 4-0 prolene 线连续缝合吻合肺动脉,缝合最后一针前尽量排尽右室内气体,注意勿使肺动脉吻合口扭曲。

4. 血管吻合完毕,仔细检查各吻合口无漏血。待循环稳定后,先撤除心尖引流管,使用术中经食管超声心动图检查各吻合口血流通畅情况以及瓣膜功能,评估心脏功能,观察心脏、大血管内有无残存气体。再依次撤除心内引流管及上、下腔静脉插管;鱼精蛋白中和肝素后,拔除主动脉插管。

5. 彻底止血,留置心包、纵隔引流管,5-0 钢丝缝合胸骨,逐层缝合皮下组织和皮肤。

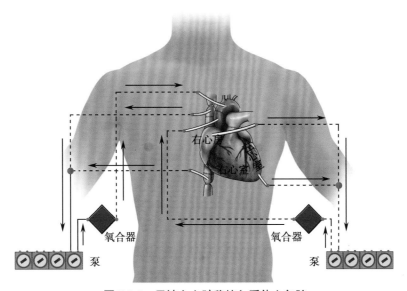

图 7-2-3　无缺血心脏移植入受体心包腔

视频 3
无缺血心脏移植

四、无缺血心脏移植手术过程中的注意事项

供心摘取过程中,主动脉灌注管的位置尽量靠近主动脉根部,但操作过程中要避免影响右冠状动脉血供或主动脉瓣,摘取全程要避免心脏各插管扭曲、弯折或脱落,确保供心的血流灌注不能中断或漏入空气。做心尖荷包缝合时,应注意避开血管分布区域,荷包不宜过大。在放置心尖引流管时,应注意刀尖的方向及刺入的深度,避免损伤周围心肌组织。修剪过程中应注意避免气体进入左心室。供心放于灌注槽后应浸泡入温血中,常温持续灌注,注意维持血压、灌注流量稳定,监测血温。

受者心脏切除过程中,建立体外循环应选择双腔静脉插管,最好在靠近无名动脉起始部的升主动脉远端插管。沿房室沟切开心房并切除心耳,以降低术后发生血栓的风险。切除心脏后,用电刀分离主动脉和肺动脉近端 1~2cm,注意避免伤及右肺动脉。通过右上肺静脉插入左心引流管至残余左心房来连续引流支气管静脉回流的血液。

供心植入过程一直保持跳动,切口吻合张力较大,缝合过程应控制血压,注意避免撕裂心肌。通常在受者左上肺静脉水平的左心房残端与供心左心耳基底部附近的左心房残端之间用 3-0 prolene 线进行吻合。缝合过程不断评估供 - 受心之间左心房大小的差异,适当折叠富余的心房组织,避免出现皱褶导致吻合口出血。吻合完成前左心房引流管停止抽吸,并将通过受者右上肺静脉的左心引流管通过二尖瓣口放入供心左心室,使血液充满心房后再将缝线的两端在心外膜面打结。也可在心包腔内注入二氧化碳气体来预防心腔内积气和空气栓塞。供 - 受心主动脉端端吻合,缝合最后一针前先松开受体侧主动脉阻断钳,排尽主动脉内气体,然后再松开供心侧主动脉阻断钳,开放升主动脉,供心端的灌注暂停。上、下腔静脉吻合全部完成后松开结扎线,停止供心右心耳插管的抽吸。撤除供心的主动脉和右心房插管。使用 4-0 prolene 线开始从血管内后壁行端端吻合肺动脉。缝合前修剪肺动脉残端,去除可能引起血管扭曲的多余组织。检查 2 条心内引流管的通畅情况,先拔出心尖引流管。注意检查心尖切口的闭合情况,如有出血,可带垫片加固缝合。

(殷胜利)

第三节　无缺血心脏移植围手术期处理

围手术期包括术前、术中及术后处理整个过程,需对患者进行全面评估及有效治疗工作,使患者处于一个连贯性监测治疗之中,确保术前处于稳定状态。尤其心脏移植术前患者由于心功能减退,术前大部分患者存在充血性心力衰竭,体内其他重要器官如肾、肺、肝、脑等功能也存在不同程度的损伤,如术前不能得到充分治疗,则增加术中、术后的风险。因此,正确和全面的疾病诊断,合理有效的术前治疗,针对患者制定个性化手术方案,术后严密全方位监护,是移植手术取得成功的关键。

一、术前管理

1. 充分的术前沟通　心脏移植的患者绝大多数是经非手术治疗无效,常规外科手术方法不能治疗的终末期心脏病或极其复杂的先天畸形。此类患者住院时间很长,反复严重充血性心力衰竭、心律失常、活动受限长期困扰患者,对采用非手术治疗已失去信心,对手术的安全性、预后以及今后生活、工作、婚姻、生育都存在较深的焦虑。甚至部分患者在术前等待移植期间因抑郁焦虑导致失眠从而诱发心力衰竭、心律失常发作,继而导致心搏骤停失去治疗机会。因此,充分的术前沟通对消除患者心中的疑虑尤为重要。医护在术前沟通时,需充分向患者说明心脏移植并不是遥不可及,而且是一项非常成熟的技术,树立患者的自信心,充分调动患者的主观积极性,积极配合治疗,有助于术后康复。还应考虑术后可能出现的问题以及解决方法,防止患者在术后出现不适时过度紧张。充分宣教长期坚持规律抗排斥药物治疗,并定期检测,且告知术后依从性差时可能会浪费来之不易的供心。

2. 充分的术前评估　术前评估不仅是评估患者心功能,更应该全面评估全身脏器功能。需完善心脏和腹部彩超,肺功能检查,心肺功能试验,右心导管检查,免疫学检查(PRA、MHC、淋巴细胞毒性试验、病毒检测、细菌检测等)以及肝肾功能检查等。

3. **心功能调整** 心脏移植患者术前的心功能多为 NYHA Ⅲ、Ⅳ级,将心功能矫正到最佳状态是心脏移植成功的前提。术前通过强心利尿药、血管扩张药、正性肌力药、抗心律失常药,必要时应用 IABP 或心脏辅助泵等综合措施维持最佳的血流动力学状态,等待供体心脏。强心药物的选择,目前仍无定论。小剂量口服洋地黄类药物,可控制心室率,但需定期监测浓度,避免过量。米力农可增强心肌收缩力,扩张周围血管,降低外周阻力,减少心肌耗氧,但术前心室率快或已有心律失常的患者需谨慎使用,有诱发恶性心律失常,加重病情的可能性于重度心功能障碍或低心排血量患者,有时需静脉滴注多巴胺或多巴酚丁胺,但长期使用可降低 β 受体敏感性,产生耐药。心脏移植术前患者最重要的是减轻体内容量负荷,除严格限制水及钠摄入量外,尚需合理加强利尿药的应用。常用利尿剂有螺内酯、氢氯噻嗪、呋塞米、托伐普坦等。它们作用的部位不同,利尿强度也不尽相同,可选择作用部位不同的利尿药联合应用,每天尿量应保持在 1 500~2 000ml,并保持每天少量负平衡,忌过度利尿,致突然的相对性容量低下,致循环不稳。应用过程中应注意纠正水、电解质平衡紊乱,尤其是低钾,极易诱发恶性心律失常。在循环稳定的情况下,应用血管扩张药,包括沙库巴曲缬沙坦钠片、硝酸酯、血管紧张素转换酶抑制剂、血管紧张素 Ⅱ 受体抑制剂等。

经过以上措施治疗后,心功能无明显好转的患者,则需考虑应用 IABP,以减轻后负荷,同时增加冠脉血流量,改善心肌功能。而 IABP 无效时,则需考虑应用 ECMO,但需慎重考虑。

4. **肺血管阻力测定** 无论术前患者心脏彩超估测肺动脉压力是多少,术前均需完善右心导管检查,测定肺血管阻力。如肺血管阻力大于 6 Wood 单位,则存在手术禁忌,如肺血管阻力为 4~6 Wood 单位,术前需应用降肺动脉压靶向药物治疗,治疗足够疗程后,复查右心导管,控制肺动脉压力小于 4 Wood 单位。

5. **肺功能准备** 心脏移植术前患者绝大多数有心力衰竭,心力衰竭时,肺淤血,有的患者反复肺部感染,造成呼吸道阻力增加,肺泡与毛细血管间组织增厚,特别是肺泡基底膜增厚,影响气体交换与弥散功能,加上炎症及阻塞性改变,术前改善肺功能是一项重要准备。术前每天吸氧,改善肺的弥散功能。深吸气,腹式呼吸训练,提高肺的顺应性,为术后顺利恢复创造条件。

6. **改善营养状况** 慢性心功能不全患者发生营养不良或恶病质的主要原因是充血性心力衰竭引起的神经 - 内分泌系统激活,细胞因子产生和代谢改变,可有代谢亢进,蛋白质的净分解高于净合成,结果机体无足够能量和氮源及其他营养素来修复组织。胃肠道黏膜充血或肝功能障碍引起的消化与吸收功能不良等因素,导致患者处于不同程度的消瘦与营养不良状态,少数患者出现心源性恶病质。但由于体内水钠潴留,体重减轻并不明显。鼓励患者自主进食,以优质蛋白为主,少量多餐,如患者食欲减退明显,进食量少,必要时加用肠外营养。

二、术后管理

1. **生命体征监测**　患者术后心率应维持在 80~100 次 /min,过低或过快均不利于术后恢复。过低的心率,导致心脏舒张期延长,心室扩张增加心肌耗氧;过快的心率,心室不能充分舒张,冠状动脉血流减少,增加心肌缺血损伤的风险。血压收缩压应维持在 100~140mmHg,中心静脉压维持在 4~10mmHg。血氧饱和度尽量维持在 100%,血气分析中氧分压应维持在 80mmHg 以上,二氧化碳分压应维持在 40~50mmHg,血钾应维持在 4.0~4.5mmol/L。

2. **胸部 X 线检查**　每天复查胸部 X 线片,并对照,观察肺水肿变化情况,并观察有无感染表现,及时调整出入量、利尿药及抗生素的使用。

3. **心电图**　每天行床边心电图监测。尽管心内膜活检是诊断细胞排斥反应的唯一可靠手段,但无创性的心电图检测也有可能反映早期的排斥反应,如 QRS 波、QT 间期、T 波的改变。虽然目前无可靠证据表明某项心电图改变即预示排斥反应的发生,但根据临床观察表现,结合多方面的综合考虑,心电图异常可提醒临床医师警惕排斥反应的发生。

4. **心脏彩超**　每天行心脏彩超监测,且超声医师应为同一人,避免主观差异,动态观察患者各项数值变化,包括室间隔及左心室后壁厚度、左心室射血分数、左心室舒张末直径、右心房直径、三尖瓣环收缩位移值、肺动脉压力估测、心肌质量。从多方面数值判断患者心肌水肿、容量负荷、心肌功能情况。

5. **出入量监测**　术前患者常处于容量超负荷状态,因此术后患者尿量维持在 2 000ml 左右,出入量早期维持少量负平衡(500ml 左右)。但需根据临床调整,如胸部 X 线片的肺部渗出、彩超的心肌质量、尿比重、尿色、患者皮肤干燥程度、眼睑巩膜水肿程度、中心静脉压、NT-proBNP 等,需综合考虑。过度的利尿负平衡,易导致循环不稳,周围器官灌注不足,需临床医师密切观察。

6. **常规检验监测**　每 1~2 天复查血常规、肝肾功能、肌钙蛋白、NT-proBNP 等。早期血常规中白细胞增多及其趋势变化,常反映的不是感染,而是炎症反应的变化。而淋巴细胞计数,则是能反应免疫抑制剂是否达到预期效果。肝肾功能监测,可反映全身脏器功能的恢复情况,也可侧面反映心脏功能的恢复程度。肌钙蛋白变化趋势显得尤为重要,绝对值升高并不能反映心肌梗死,而其变化趋势则是能反映心肌损伤的恢复程度,通常趋势升高预示早期心肌损伤加重或是排斥反应的发生。NT-proBNP 则可反映心脏容量负荷,但根据临床观察,其常存在着滞后性,不能单纯靠其判断心脏当前的容量负荷。

7. **抗排斥药物方案及免疫学监测**　常规抗排斥药物使用:巴利昔单抗 40mg(术前诱导麻醉后使用 1 次 + 术后第 4 天使用 1 次)。注射用甲泼尼龙琥珀酸钠 300mg(麻醉诱导后)+200mg(体外循环预充)。术后当天返回监护室使用 500mg 甲泼尼龙静脉注射。术后第 1 天,每隔 8 小时使用 120mg 甲泼尼龙,并当晚开始口服他克莫司 0.5mg 及吗替麦考酚酯 250mg。术后第 2 天起除口服他克莫司及吗替麦考酚酯之外,需口服泼尼松 1~2mg/(kg·d),

泼尼松每周减量 10mg 直至 10mg/d 维持。大多数移植患者采用的是他克莫司＋吗替麦考酚酯＋激素三联口服抗排斥。他克莫司浓度的达标尤为重要，其浓度应处于 5~10μg/L。患者术后第 1 天即开始口服他克莫司，每天监测其浓度，应尽早达标。每周监测吗替麦考酚酯代谢浓度，AUC 应为 35~50（mg·h）/L。

8. **常见血管活性药物的使用**　在心率过慢时，应优先使用异丙肾上腺素加快心率，用量尽量控制在 0.01~0.05μg/（kg·min）。早期如有心功能不全表现优先使用多巴酚丁胺、肾上腺素、去甲肾上腺素增强心肌收缩功能并维持血管张力。多巴酚丁胺尽量控制在 6μg/（kg·min），超过此用量，则考虑更换为肾上腺素。肾上腺素及去甲肾上腺素的用量应尽量维持在 0.1μg/（kg·min）以下。如超过此用量，其周围血管收缩作用大于强心作用，有导致外周灌注不足可能。

9. **呼吸机管理**　机械通气是保证心外全身麻醉术后，患者意识清醒前，机体各脏器组织氧合、血流动力学状态和内环境稳定、促进各器官功能恢复、平稳度过围手术期的重要基础。慢性阻塞性肺疾病患者，可酌情降低呼吸频率，提高潮气量，使之有足够的呼气时间，减少呼气末气体潴留；而限制性肺疾病者，可酌情降低潮气量，提高呼吸频率，利于通气 / 血流比值低状态的矫正。呼气末正压通气（positive end expiratory pressure，PEEP）对防止肺不张有益，但在心脏移植患者中一般不用较高的 PEEP，以免影响右心功能；应用血管扩张剂同时伴低血容量状态时，要慎重使用，PEEP 可以降低心脏排血量。气管插管内分泌物过多要及时清除，但注意频繁吸引会产生明显的气管内膜创伤。大多数心脏移植中心考虑尽早拔气管插管以降低感染风险。多数患者 24 小时左右拔管，很少术后早期感染，迟至 48 小时拔管会增加肺部感染风险。但也不可过早拔管，尤其在术后最初数小时，血流动力学尚未稳定、肺间质充血、水肿、肺循环阻力增加、水电解质平衡和酸碱平衡失调、患者体温过低、麻醉及镇静药的作用未消失。患者达到下列条件可考虑脱离呼吸机：①意识清醒；②无活动性出血；③血流动力学稳定；④体温正常；⑤氧合情况满意（FiO_2：50%，PEEP：5cmH$_2$O，PaO_2>70mmHg）。

10. **β受体拮抗剂及抗高血压药的使用**　术后早期应尽量避免使用β受体拮抗剂及抗高血压药。心脏移植后心脏无自主神经调节，通常表现为心率增快，应用β受体拮抗剂控制心率，可能会导致房室传导阻滞或心脏停搏。术后早期血压增高，常为疼痛、心排血量增加等因素引起，在充分镇痛，且停用所有升压药物后，仍血压明显增高，考虑使用小剂量抗高血压药。而β受体拮抗剂通常在术后 1 周方可考虑使用。

11. **感染预防**　心脏移植患者术前长时间住院可改变患者原有菌丛，增加感染耐药菌株的机会。术后体内多根有创介入的管道更增加感染的风险，尤其在应用免疫抑制剂后，感染机会大为增多，且轻微感染就可能威胁患者生命。感染的预防显得尤为重要，除了抗生素的使用，患者周围环境及医护的无菌观念不可忽视。患者周围环境保持清洁，限制患者房间人员数，固定专护及专陪，所有工作人员严格遵守消毒隔离制度。各种管道周围消毒和换敷料，所有操作要求无菌，尽早拔除各种管道。抗生素应用至拔除胸引流管及所有侵入性管道。一旦发现有感染表现,及时送检培养,并选用有效的抗感染治疗。

12. 早期康复锻炼 术后患者拔除气管插管,完全清醒后,鼓励患者自主活动锻炼,包括肢体锻炼、呼吸锻炼,尽早下床活动,可预防静脉血栓形成、坠积性肺炎、加快胃肠道功能恢复等。

三、术后并发症及处理

1. 术后早期出血 如存在活动性出血,每小时引流大于 200ml 且持续 3 个小时以上,需紧急开胸探查止血。如引流小于 200ml/h,则可能为凝血功能异常,适当补充凝血因子、血小板。如激活全血凝固时间(activated clotting time of whole blood, ACT)明显增高,则为肝素中和不完全或肝素反跳可能,需追加鱼精蛋白中和肝素。

2. 低心排血量 如排除手术操作相关因素后,则可考虑为急性排斥反应或原发性移植物功能障碍。如为急性排斥反应,则需增加免疫抑制剂的用量,激素冲击等治疗,如无好转,则需 ECMO 支持,治疗无效,则需再次移植。如为原发性移植物功能障碍,则需 ECMO 支持,等待再次移植。

3. 心律失常 其常见的诱因为电解质紊乱如低钾、低镁,酸中毒,低氧,漂浮导管刺激,药物原因如异丙肾上腺素、肾上腺素、多巴酚丁胺,排斥反应等。需临床观察判断其原因,根据病因予对应治疗。

4. 右心功能不全 通常表现为左心室射血分数正常,肺动脉压力、CVP 增高,血氧饱和度降低,右室右房增大且运动减弱。其发生原因有肺动脉高压、供心原发性功能障碍、肺动脉吻合口狭窄或扭曲、围手术期心肌梗死。应根据临床确定病因后予对应处理。术后肺动脉高压早期最为有效的是静脉泵注曲前列尼尔,可迅速得到控制。

5. 感染 术后免疫抑制治疗,使机体免疫力下降,极容易感染(细菌、病毒、真菌)。一旦发生,其处理显得尤为困难,需临床观察,调整免疫抑制剂的用量及抗生素的使用,在免疫抑制治疗及抗感染治疗中寻找平衡,不能顾此失彼。

(殷胜利)

参考文献

[1] MEHRA M R, CANTER C E, HANNAN M M, et al. The 2016 international society for heart lung transplantation listing criteria for heart transplantation: a 10-year update [J]. J Heart Lung Transplant, 2016, 35 (1): 1-23.

[2] ABBASI J. "Donation after circulatory death" heart transplant is a US first [J]. JAMA, 2020, 323 (2): 111.

[3] PARKER W F, ANDERSON A S, GIBBONS R D, et al. Association of transplant center with survival benefit among adults undergoing heart transplant in the United States [J]. JAMA, 2019, 322 (18): 1789-1798.

[4] MANARA A R, MURPHY P G, O'CALLAGHAN G. Donation after circulatory death [J]. Br J Anaesth,

2012, 108 (Suppl 1): i108-i121.

［5］ KOBASHIGAWA J, ZUCKERMANN A, MACDONALD P, et al. Report from a consensus conference on primary graft dysfunction after cardiac transplantation [J]. J Heart Lung Transplant, 2014, 33 (4): 327-340.

［6］ LUND L H, KHUSH K K, CHERIKH W S, et al. The registry of the international society for heart and lung transplantation: thirty-fourth adult heart transplantation report-2017; focus theme: allograft ischemic time [J]. J Heart Lung Transplant, 2017, 36 (10): 1037-1046.

［7］ REICH H J, KOBASHIGAWA J A, AINTABLIAN T, et al. Effects of older donor age and cold ischemic time on long-term outcomes of heart transplantation [J]. Tex Heart Inst J, 2018, 45 (1): 17-22.

［8］ RUSSO M J, CHEN J M, SORABELLA R A, et al. The effect of ischemic time on survival after heart transplantation varies by donor age: an analysis of the United Network for Organ sharing database [J]. J Thorac Cardiovasc Surg, 2007, 133 (2): 554-559.

［9］ HE X S, GUO Z Y, ZHAO Q, et al. The first case of ischemia-free organ transplantation in humans: a proof of concept [J]. Am J Transplant, 2018, 18 (3): 737-744.

［10］ LUND L H, EDWARDS L B, KUCHERYAVAYA A Y, et al. The registry of the international society for heart and lung transplantation: thirty-second official adult heart transplantation report—2015; focus theme: early graft failure [J]. J Heart Lung Transplant, 2015, 34 (10): 1244-1254.

［11］ STEHLIK J, FELDMAN D S, BROWN R N, et al. Interactions among donor characteristics influence post-transplant survival: a multi-institutional analysis [J]. J Heart Lung Transplant, 2010, 29 (3): 291-298.

［12］ JYNGE P. Protection of the ischemic myocardium: cold chemical cardioplegia, coronary infustates and the importance of cellular calcium control [J]. Thorac Cardiovasc Surg, 1980, 28 (5): 310-321.

［13］ CLAVIEN P A, HARVEY P R, STRASBERG S M. Preservation and reperfusion injuries in liver allografts. An overview and synthesis of current studies [J]. Transplantation, 1992, 53 (5): 957-978.

［14］ CHOUCHANI E T, PELL V R, GAUDE E, et al. Ischaemic accumulation of succinate controls reperfusion injury through mitochondrial ROS [J]. Nature, 2014, 515 (7527): 431-435.

［15］ AGOPIAN V G, MARKOVIC D, KLINTMALM G B, et al. Multicenter validation of the liver graft assessment following transplantation (L-GrAFT) score for assessment of early allograft dysfunction [J]. J Hepatol, 2021, 74 (4): 881-892.

［16］ ESHMUMINOV D, BECKER D, BAUTISTA BORREGO L, et al. An integrated perfusion machine preserves injured human livers for 1 week [J]. Nat Biotechnol, 2020, 38 (2): 189-198.

［17］ ZIMMER H G. The isolated perfused heart and its pioneers [J]. News Physiol Sci, 1998 13: 203-210.

［18］ BELL R M, MOCANU M M, YELLON D M. Retrograde heart perfusion: the Langendorff technique of isolated heart perfusion [J]. J Mol Cell Cardiol, 2011, 50 (6): 940-950.

［19］ OLEJNICKOVA V, NOVAKOVA M, PROVAZNIK I. Isolated heart models: cardiovascular system studies and technological advances [J]. Med Biol Eng Comput, 2015, 53 (7): 669-678.

［20］ CHAN J L, KOBASHIGAWA J A, REICH H J, et al. Intermediate outcomes with ex-vivo allograft perfusion for heart transplantation [J]. J Heart Lung Transplant, 2017, 36 (3): 258-263.

［21］ NASRALLA D, COUSSIOS C C, MERGENTAL H, et al. A randomized trial of normothermic preservation in liver transplantation [J]. Nature, 2018, 557 (7703): 50-56.

［22］ ARDEHALI A, ESMAILIAN F, DENG M, et al. Ex-vivo perfusion of donor hearts for human heart transplantation (PROCEED Ⅱ): a prospective, open-label, multicentre, randomised non-inferiority trial [J]. Lancet, 2015, 385 (9987): 2577-2584.

［23］ STEEN S, PASKEVICIUS A, LIAO Q M, et al. Safe orthotopic transplantation of hearts harvested 24 hours after brain death and preserved for 24 hours [J]. Scand Cardiovasc J, 2016, 50 (3): 193-200.

［24］ QIN G Q, SJÖBERG T, LIAO Q M, et al. Intact endothelial and contractile function of coronary artery after 8 hours of heart preservation [J]. Scand Cardiovasc J, 2016, 50 (5-6): 362-366.

［25］ NILSSON J, JERNRYD V, QIN G Q, et al. A nonrandomized open-label phase 2 trial of nonischemic heart preservation for human heart transplantation [J]. Nat Commun, 2020, 11 (1): 2976.

［26］ NOTERDAEME T, DETRY O, HANS M F, et al. What is the potential increase in the heart graft pool by cardiac donation after circulatory death？ [J]. Transpl Int, 2013, 26 (1): 61-66.

［27］ KOOGLER T, COSTARINO A T. The potential benefits of the pediatric nonheartbeating organ donor [J]. Pediatrics, 1998, 101 (6): 1049-1052.

［28］ PLEACHER K M, ROACH E S, VAN DER WERF W, et al. Impact of a pediatric donation after cardiac death program [J]. Pediatr Crit Care Med, 2009, 10 (2): 166-170.

［29］ MESSER S, PAGE A, AXELL R, et al. Outcome after heart transplantation from donation after circulatory-determined death donors [J]. J Heart Lung Transplant, 2017, 36 (12): 1311-1318.

［30］ WICOMB W N, COOPER D K, NOVITZKY D, et al. Cardiac transplantation following storage of the donor heart by a portable hypothermic perfusion system [J]. Ann Thorac Surg, 1984, 37 (3): 243-248.

［31］ ROSENFELDT F, OU R, WOODARD J, et al. Twelve-hour reanimation of a human heart following donation after circulatory death [J]. Heart Lung Circ, 2014, 23 (1): 88-90.

［32］ WICOMB W, BOYD S T, COOPER D K C, et al. Ex vivo functional evaluation of pig hearts subjected to 24 hours′ preservation by hypothermic perfusion [J]. S Afr Med J, 1981, 60 (6): 245-248.

［33］ DHITAL K K, IYER A, CONNELLAN M, et al. Adult heart transplantation with distant procurement and ex-vivo preservation of donor hearts after circulatory death: a case series [J]. Lancet, 2015, 385 (9987): 2585-2591.

［34］ GARCÍA SÁEZ D, BOWLES C T, MOHITE P N, et al. Heart transplantation after donor circulatory death in patients bridged to transplant with implantable left ventricular assist devices [J]. J Heart Lung Transplant, 2016, 35 (10): 1255-1260.

［35］ CHEW H C, IYER A, CONNELLAN M, et al. Outcomes of donation after circulatory death heart transplantation in australia [J]. J Am Coll Cardiol, 2019, 73 (12): 1447-1459.

［36］ GILLILAND S, TRAN T, ALBER S, et al. Year in review 2020: noteworthy literature in cardiothoracic critical care [J]. Semin Cardiothorac Vasc Anesth, 2021, 25 (2): 128-137.

［37］ HATAMI S, WHITE C W, SHAN S, et al. Myocardial functional decline during prolonged ex situ heart perfusion [J]. Ann Thorac Surg, 2019, 108 (2): 499-507.

［38］ SANDHA J K, WHITE C W, MÜLLER A, et al. Steroids limit myocardial edema during ex vivo perfusion of hearts donated after circulatory death [J]. Ann Thorac Surg, 2018, 105 (6): 1763-1770.

［39］ HE X S, CHEN G D, ZHU Z B, et al. The first case of ischemia-free kidney transplantation in humans [J]. Front Med (Lausanne), 2019, 6: 276.

［40］ QUINTINI C, DIAGO USO T, LIU Q. Ischemia-free liver transplantation: will the diamond with a flaw replace the pebble without？ [J]. Liver Transpl, 2020, 26 (11): 1391-1392.

［41］ CHEN M G, CHEN Z T, LIN X H, et al. Application of ischaemia-free liver transplantation improves prognosis of patients with steatotic donor livers-a retrospective study [J]. Transpl Int, 2021, 34 (7): 1261-1270.

［42］ TSUKASHITA M, NAKA Y. Organ care system for heart procurement and strategies to reduce primary graft failure after heart transplant [J]. Oper Tech Thorac Cardiovasc Sur, 2015, 20 (3): 322-334.

［43］ HAMED A, TSUI S, HUBER J, et al. 19: serum lactate is a highly sensitive and specific predictor of post cardiac transplant outcomes using the organ care system [J]. J Heart Lung Transplant, 2009, 28 (2): S71.

［44］ GELLNER B, XIN L M, PINTO RIBEIRO R V, et al. The implementation of physiological afterload during ex situ heart perfusion augments prediction of posttransplant function [J]. Am J Physiol Heart Circ Physiol, 2020, 318 (1): H25-H33.

［45］ WHITE C W, AMBROSE E, MÜLLER A, et al. Assessment of donor heart viability during ex vivo heart perfusion [J]. Can J Physiol Pharmacol, 2015, 93 (10): 893-901.

［46］ PINTO RIBEIRO R V, ALVAREZ J S, YU F, et al. Comparing donor heart assessment strategies during ex situ heart perfusion to better estimate posttransplant cardiac function [J]. Transplantation, 2020, 104 (9): 1890-1898.

［47］ NAREDI S, LAMBERT G, EDÉN E, et al. Increased sympathetic nervous activity in patients with nontraumatic subarachnoid hemorrhage [J]. Stroke, 2000, 31 (4): 901-906.

［48］ CHEN Z L, VENKAT P, SEYFRIED D, et al. Brain-heart interaction: cardiac complications after stroke [J]. Circ Res, 2017, 121 (4): 451-468.

［49］ WHITE C W, LILLICO R, SANDHA J, et al. Physiologic changes in the heart following cessation of mechanical ventilation in a porcine model of donation after circulatory death: implications for cardiac transplantation [J]. Am J Transplant, 2016, 16 (3): 783-793.

［50］ VAN EMOUS J G, SCHREUR J H, RUIGROK T J, et al. Both Na+-K+ ATPase and Na +-H+ exchanger are immediately active upon post-ischemic reperfusion in isolated rat hearts [J]. J Mol Cell Cardiol, 1998, 30 (2): 337-348.

［51］ HEUSCH G. Myocardial ischaemia-reperfusion injury and cardioprotection in perspective [J]. Nat Rev Cardiol, 2020, 17 (12): 773-789.

［52］ VAN RAEMDONCK D, NEYRINCK A, REGA F, et al. Machine perfusion in organ transplantation: a tool for ex-vivo graft conditioning with mesenchymal stem cells？[J]. Curr Opin Organ Transplant, 2013, 18 (1): 24-33.

［53］ SMITH C C, DAVIDSON S M, LIM S Y, et al. Necrostatin: a potentially novel cardioprotective agent？[J]. Cardiovasc Drugs Ther, 2007, 21 (4): 227-233.

［54］ KOTANI Y, ISHINO K, OSAKI S, et al. Efficacy of MCI-186, a free-radical scavenger and antioxidant, for resuscitation of nonbeating donor hearts [J]. J Thorac Cardiovasc Surg, 2007, 133 (6): 1626-1632.

［55］ WEI J, CHEN S Y, XUE S, et al. Blockade of inflammation and apoptosis pathways by sirna prolongs cold preservation time and protects donor hearts in a porcine model [J]. Mol Ther Nucleic Acids, 2017, 9: 428-439.

［56］ KORKMAZ-ICÖZ S, LI S L, HÜTTNER R, et al. Hypothermic perfusion of donor heart with a preservation solution supplemented by mesenchymal stem cells [J]. J Heart Lung Transplant, 2019, 38 (3): 315-326.

［57］ WIGFIELD C. Donation after cardiac death for lung transplantation: a review of current clinical practice [J]. Curr Opin Organ Transplant, 2014, 19 (5): 455-459.

［58］ OSAKI S, ISHINO K, KOTANI Y, et al. Resuscitation of non-beating donor hearts using continuous myocardial perfusion: the importance of controlled initial reperfusion [J]. Ann Thorac Surg, 2006, 81 (6): 2167-2171.

［59］ SINGHAL A K, ABRAMS J D, MOHARA J, et al. Potential suitability for transplantation of hearts from human non-heart-beating donors: data review from the gift of life donor program [J]. J Heart Lung Transplant, 2005, 24 (10): 1657-1664.

第八章
无缺血器官移植麻醉

无缺血器官移植技术的出现,在供体器官获取和受体器官移植的过程中也产生了一些新的特点和变化,对供体器官获取和受体器官移植过程中麻醉管理提出了新的要求和挑战,同时也为揭示器官移植过程中的一些特征性的病理生理变化,如复流后综合征的机制创造了新的研究条件。

第一节 无缺血器官获取的供体麻醉管理

实施无缺血器官获取一般均为脑死亡供者。相比常规脑死亡供者器官获取,无缺血器官获取手术的主要特点为获取时间相对长,要求获取过程中保持供体生命体征稳定,以减少对目标器官及其他后续获取器官的进一步损伤,因此对麻醉管理要求较高。无缺血器官移植供体一般由 ICU 进行一段时间监护治疗后转运至手术室行获取手术。基于伦理的考量,以及维持稳定循环、充分氧合和纠正内环境的需求,供体麻醉管理的原则和要求应与常规麻醉一致。

供体入室后给予美国麻醉学会(American Society of Anesthesiology,ASA)基本监测:心电图(electrocardiogram,ECG)、动脉血压(arterial blood pressure,ABP)、脉搏血氧饱和度((pulse oximetry oxygen saturation,SpO$_2$)、呼气末二氧化碳分压(partial pressure of end-tidal carbon dioxide,PetCO$_2$)、中心体温,推荐进行氧浓度及吸入麻醉药浓度监测、中心静脉压(central venous pressure,CVP)监测和血气分析(pH、电解质、血红蛋白、血乳酸、血糖及剩余碱等)。由于术中麻醉管理需要,推荐进行有创动脉血压监测。通常来说,中心静脉导管已经被建立,但通常不够通畅,原则上应建立至少 1 条膈肌水平以上大流速静脉通道,所有通道输液速度总和应不小于 200ml/min。

无缺血器官获取供体转运至手术室之前一般已行器官插管,入室后需给予及时的呼吸支持,机械通气和氧合管理对器官供体特别是后续需行肺脏获取的供体很重要。脑死亡供者可能因疾病和创伤存在肺损伤,如误吸、肺挫伤、肺炎和机械通气损伤等,脑死亡后交感风暴和炎症因子释放,肺毛细血管通透性增高引起的肺水肿也常见。通气时应采取肺保护和改善氧合措施,包括肺复张通气策略,保护性肺通气策略,减少气压伤。脑死亡供者氧耗和二氧化碳产生减少,应根据 $PetCO_2$ 调整呼吸参数,维持 $PetCO_2$ 在 35~45mmHg 正常值范围内,避免呼吸性碱中毒。

器官获取时,脑死亡患者仍然存在脊髓反射,因此可能出现体动,需在手术开始前使用肌肉松弛剂,由于代谢较少依赖肝脏,推荐无缺血肝脏供体使用常规剂量的顺式阿曲库铵。自发性脊髓反射和手术刺激会引起儿茶酚胺释放进而造成高血压,可通过血管扩张药、阿片类镇痛药及吸入麻醉药进行治疗。由于可能存在的减轻缺血再灌注损伤作用,无缺血肝脏供体的麻醉维持首选吸入麻醉药。

脑死亡患者获取过程中存在的常见问题包括低血压、低体温及内分泌异常等。维持血流动力学稳定是管理无缺血移植供体的首要目标,血流动力学不稳定可能会影响移植物的活性。由于脑死亡后中枢神经系统丧失交感输出导致全身血管广泛扩张,垂体下丘脑功能障碍引起尿崩症以及获取之前为降低颅内压采用脱水利尿治疗等原因,无缺血肝脏供体到达手术室时低血容量非常常见。同时无缺血器官获取时间较常规器官获取长,液体丢失量大,获取时的液体治疗非常重要。但容量负荷过大易引起肝淤血,以及心力衰竭、肺水肿,影响后续获取的器官功能。因此,器官获取过程中推荐使用容量及器官灌注监测如 CVP、脉压变异率(pulse pressure variation,PPV)等。心功能不全也常见于脑死亡供者,研究发现约 42% 供体存在不同程度的收缩功能障碍。血流动力学不稳定的治疗用药及其剂量需谨慎,阿托品对脑死亡供者无效,心动过缓时需使用异丙肾上腺素或肾上腺素治疗;外源性儿茶酚胺有助于缓解脑死亡后儿茶酚胺储备丢失,维持灌注压,但大剂量去甲肾上腺素和多巴胺与移植物不良预后相关。精氨酸血管升压素可降低儿茶酚胺的需要量,同时治疗尿崩症,推荐在儿茶酚胺用量过大时联合使用。必要时应对供体进行血流动力学监测,包括无创/经外周动脉心排血量监测,肺动脉导管(pulmonary artery catheter,PAC)监测等。无缺血器官移植供体血流动力学管理的目标包括:平均动脉压(mean arterial pressure,MAP)>60mmHg、CVP 4~12mmHg、尿量>0.5ml/(kg·h)。

脑死亡后垂体和下丘脑功能障碍引起尿崩症,进而导致严重的低血容量、高渗透压和电解质紊乱。因此,在监测容量的同时,电解质水平也应常规监测。无缺血肝移植供体应避免高钠血症(Na^+<150mmol/L),必要时使用血管升压素或去氨加压素治疗。高血糖对移植物功能有负面影响,应及时监测并进行处理。

预防供体贫血对保证充分细胞内氧合和改善移植物活性十分重要。无缺血肝移植供体获取时需要在体对肝脏及血管进行分离、休整,插管灌注,失血量可能较常规供体获取增加,因此在保证容量充足的同时,供体血红蛋白需保持在 7g/dl 以上,必要时获取过程中可使用自体血回收及回输。由于下丘脑调节功能丧失供体可表现为进行性低体温,进而影响凝血功能,出现凝血功能障碍,无缺血供体获取时应进行体温监测及保温。

无缺血器官获取的手术过程较为复杂,目标器官在离体前需建立好灌注的管道,这个过程中可能会发生大量失血、暂时阻断大血管等情况,尤其是在同一供体需获取多个器官时,这些情况可能会对其他待获取的器官造成损伤。因此,麻醉医师术前应充分了解每一例供体需获取哪些器官、哪个或哪几个器官需进行无缺血获取、器官获取的顺序和步骤等方面的信息,与手术医师保持良好沟通,制定出有针对性的麻醉方案。

（杨　璐　沈月坤）

第二节　无缺血肝移植的麻醉管理

一、无缺血肝移植供体获取的麻醉管理

相对于常规获取流程,无缺血肝移植供体获取前需要先游离血管分支或人工建立血管侧支以便进行连续灌注,因此要在体对肝脏及血管进行分离、休整,插管灌注,获取时间明显延长,失血量也可能较常规供体获取增加,因此对维持供体循环、氧供和内环境的稳定提出了较高的要求。麻醉医师在获取前应对供体的情况进行充分分析,术中应建立通畅的静脉通道和完善监测,维持良好的镇静、镇痛、肌松状态,以保证获取过程中生命体征稳定和器官灌注良好。

二、无缺血肝移植受体的术前评估

无缺血肝移植受体的术前评估与常规肝移植手术相似。由于无缺血肝移植手术中血流动力学较稳定的特点,更适合合并心脑血管等重要脏器基础疾病的受体,因此除常规的肝病严重程度评估和全身基本情况筛查外,还应重视其他器官的检查评估。肝病严重程度评估通常使用 Child-Turcotte-Pugh（CTP）评分及终末期肝病模型（model for end-stage liver disease,MELD）。常规术前检测应包括全血细胞计数;肝功能、肾功能和电解质;凝血功能,包括凝血酶原时间（prothrombin time,PT）、国际标准化比值（international normalized ratio,INR）、活化部分凝血活酶时间（activated partial thromboplastin time,APTT）和纤维蛋白原;病毒学检查;血型鉴定和抗体筛查;12 导联心电图;胸部 X 线或 CT;经胸超声心动图（transthoracic echocardiography,TTE）;动脉血气分析或肺功能检查。如果 TTE 怀疑存在肺动脉高压,应进行右心导管检查以评估肺血管阻力和排除肺动脉高压综合征;存在冠状动脉疾病病史及症状的患者建议明确冠脉狭窄情况。存在精神状态异常的患者应行头部 CT 评估是否存在脑血管病变及颅内出血、脑水肿情况。

三、麻醉前准备

具有 2 套以上供氧系统、标准温湿度的手术室;保温设备、输液加温设备、加压输液设备、标准监测设备、血气分析设备、凝血监测设备、血流动力学监测设备,（无禁忌证时）自体血液回收设备。除麻醉药物外,抗生素、肾上腺素、去甲肾上腺素、多巴胺、阿托品、麻黄碱、钙剂、碳酸氢钠、葡萄糖、胰岛素、抗纤溶药物、利多卡因、特利加压素、纤维蛋白原、凝血酶原

复合物等也需根据具体情况备妥。

四、麻醉实施及监测

无缺血肝移植手术的麻醉方式,用药及监测与常规肝移植基本相似。首选气管插管全身麻醉。麻醉诱导前应尽量在上肢建立 1 条不小于 16G 的外周静脉通道。术中至少建立 1 条膈肌水平以上双腔中心静脉通道。有反流误吸风险的患者行快速序贯诱导。

肝移植麻醉过程要求对各项生命体征及内环境指标进行实时甚至连续监测。必备监测项目包括 5 导联 ECG、ABP、SpO$_2$、CVP、PetCO$_2$、氧浓度及吸入麻醉药浓度、中心体温、血气分析(pH、电解质、血红蛋白、血乳酸、血糖及剩余碱等)、凝血功能监测如激活凝血时间(activated clotting time,ACT)、快速凝血四项或血栓弹力图(thromboela-stogram,TEG)监测、血流动力学监测如脉搏指示连续心排血量(pulse indicator continous cadiac output,PiCCO)或 PAC 监测、镇静深度监测(脑电双频指数或 Narcotrend)。建议有条件的中心使用的监测项目包括经食管超声心动图检查(trans-esophageal echocardiography,TEE)、脑氧饱和度监测、术中多普勒肝血流监测等。

五、术中管理要点

无缺血肝移植手术同样分为无肝前期(病肝分离期)、无肝期及新肝期(再灌注期)。

1. 无缺血肝移植手术的无肝前期阶段与常规肝移植手术相似,麻醉关注点包括凝血功能障碍的处理、容量管理、失血及腹水引流时维持循环稳定及保温等。这一阶段应通过多种监测手段综合处理。推荐给无禁忌证的患者使用自体血液回收设备。通常血管收缩药物如去甲肾上腺素及特利加压素诱导后持续使用维持循环稳定。

2. 需在无肝期进行肝动脉吻合,无缺血肝移植的无肝期较常规肝移植时间长,故应更重视无肝期各方面的管理。无缺血肝移植无肝期的主要问题仍然是下腔静脉钳闭,回心血量减少导致的低血压,由于无缺血肝移植中背驮式肝移植比例增加,血流动力学的变化也有所不同。出血应采用"血管活性药物为主、输液为辅"的策略维持 MAP>60mmHg。

此外,在这个时期将遇到各种代谢紊乱,包括代谢性酸中毒、低钙血症、凝血功能紊乱和肾功能异常等,由于无肝期相对较长,需加强代谢紊乱的监测和及时处理。无缺血肝移植植入常温器官,无须使用碎冰和冰盐水,因此无肝期低体温较常规肝移植不明显,但由于缺乏肝脏产热及大面积腹腔暴露,仍需注意保温。

3. 完成门静脉、肝上下腔静脉及肝动脉吻合后,无缺血肝移植进入新肝期。此时,最显著的特征是为复流后综合征(在门脉开放后 5 分钟内 MAP 下降超过无肝期基线值的 70%,并且在再灌注后的前 5 分钟内持续至少 1 分钟)的发生率显著降低,新肝开放后血流动力学较为平稳,甚至升高,心肌收缩力无明显减弱。但新肝恢复灌注的 5~10 分钟后,随后的血管麻痹综合征[①严重低血压,MAP<50mmHg;对传统的儿茶酚胺治疗不敏感,去甲肾上腺素泵注大于 0.15μg/(kg·min)。②低周围血管阻力:周围血管阻力指数<1 600dyn·s·cm^{-5}。

③心排血量正常或高:心指数>2.2L/(min·m²)。④对适当的体积扩张和传统儿茶酚胺治疗无反应]仍会发生,但程度总体上较常规肝移植轻,患者循环仍表现为高血流动力学状态,心排血量增高,周围血管阻力降低,需根据循环监测的数据来指导补液,选择血管活性药及调节血管活性药的剂量。

在此期仍可出现凝血功能下降,应根据血气分析和凝血功能监测结果,将血红蛋白水平维持在大于 7g/L,并有针对性地使用抗纤溶药物,补充凝血物质,如血小板、新鲜冰冻血浆、冷沉淀、纤维蛋白原和凝血酶原复合物等。除与常规肝移植相同的原因外,机械灌注后的供肝内常含有大量肝素,导致新肝期的凝血异常。应监测 TEG 或 ACT,当 ACT 严重异常时,考虑使用鱼精蛋白中和循环系统中的肝素。无缺血肝移植再灌注后体温降低不明显,甚至反而升高。随着新肝功能的恢复,患者甚至可能出现高体温,需及时关注体温,调整保温策略。

(杨　璐　沈月坤)

第三节　无缺血肾移植的麻醉管理

一、无缺血肾移植供体获取的麻醉管理

无缺血肾移植供体获取时间较无缺血肝移植短,麻醉管理详见本章第一节。与常规肾脏获取不同的是,无缺血肾脏获取一般会最先实施,同时获取时需行腹主动脉及下腔静脉阻断及切除,因此在此过程中需尽可能维持血流动力学稳定,以保证其他后续获取器官能够维持有效灌注。

二、无缺血肾移植受体的麻醉管理

无缺血肾移植由于具有复流后血流动力学波动较常规肾移植小的特点,更适用于移植肾体积相对受体大、受体存在基础疾病耐受血流动力学波动有限的情况。麻醉管理要点与常规肾移植相似。

受体术前评估与常规肾移植相似,包括血常规、肝肾功能和电解质、凝血功能、血型和抗体筛查、12 导联心电图、胸部 X 线等常规术前检查,存在长期高血压和左心室肥厚风险的患者应行 TTE,存在引起肾衰竭的原发疾病的患者应进行原发病相关评估。麻醉医师术前应了解患者的透析情况,术前刚进行过透析的患者存在一定程度血容量不足的可能;如果最近没有接受透析,则存在高血容量和高钾血症的可能。一般来说,术前最好进行一次透析,以维持电解质酸碱平衡,但应避免过量脱水。

患者入室后予常规 ASA 标准监测,膈肌水平以上建立 16G 以上静脉通道,行中心静脉导管置管及 CVP 监测。存在明显心血管系统不稳定情况时按需行有创动脉血压及血流动力学监测。无论是无创血压还是有创动脉压监测均应避开有动静脉瘘的肢体,动静脉穿刺

置管也应尽量避免股动静脉。

麻醉方式首选全身麻醉,术前可联合应用术侧腹横肌平面阻滞、髂腹下 - 髂腹股沟神经阻滞、腰方肌阻滞等减少静脉镇痛药物使用及术中、术后应激反应。考虑肾衰竭相关血小板功能障碍及供肾常温机械灌注时肝素的使用,不推荐使用椎管内麻醉。全身麻醉药物诱导及维持方案与常规肾移植相同。

尚无研究表明无缺血肾移植术中容量及血流动力学管理目标与常规肾移植存在显著差异。10~15mmHg 的目标 CVP 已被证明可以优化移植肾灌注,MAP 90~100mmHg 可能对移植肾功能恢复有益,不建议 MAP<70mmHg。必要时可使用血管活性药物如多巴胺增加心排血量。供肾血管吻合完毕开放前使用利尿剂增加尿量。术中应定期监测血气分析,以及时发现并处理可能的代谢性酸中毒和高钾血症。

与常规肾移植不同,机械灌注后的供肾内含有肝素,血管开放后因受体体型和凝血基础情况不同,可能产生不同程度的凝血异常。如出现明显术野渗血,应进行 TEG 或 ACT 监测,ACT 严重异常时考虑使用鱼精蛋白中和循环系统中的肝素。

无缺血肾移植术后如无特殊情况,患者在手术室内拔除气管导管并返回病房进一步观察治疗。麻醉结束时应进行充分术后镇痛,推荐多模式镇痛及患者自控镇痛以减少术后躁动。

（杨　璐　沈月坤）

第四节　无缺血心脏移植的麻醉管理

一、供心获取手术时供体的麻醉管理

无缺血心脏移植供体的麻醉除了按照一般无缺血器官移植患者的麻醉管理执行之外,有心脏移植供心维护的特殊性。供体在捐献心脏之前都经过供心功能的评价。供心的获取标准为:①脑死亡且同意捐献心脏者;②年龄<50 岁(供心短缺时,供者年龄可>50 岁,但需行冠状动脉造影检查);③无心血管系统疾病,无恶性肿瘤,无严重的胸部创伤及感染性疾病(人类免疫缺陷病毒、乙肝病毒、丙肝病毒阳性),无严重的低血压(时间>5 分钟)及心搏骤停史;④循环稳定,血管活性药使用剂量:多巴胺<20μg/(kg·min),肾上腺素或去甲肾上腺素<0.1μg/(kg·min);⑤供体与受体体重差异在 ±20% 以内。边缘供心的标准为(供体符合以下指标之一者):①供体 - 受体体重比<0.8;②供体 - 受体 ABO 血型不匹配;③供心冷缺血时间>6 小时;④供体年龄>55 岁;⑤既往有可卡因或静脉药物依赖,糖尿病等病史;⑥血气 HBsAg、HCVAb、性病研究实验室试验 / 快速血浆反应素试阳性者,可用于同样呈阳性的受体;⑦左心室射血分数<45%;⑧心内结构简单畸形或轻 / 中度的冠状动脉疾病者。

获取供心之前应根据具体需要对供体获取术中基本的生命体征进行监测,可参考本章第一节中的 ASA 基本监测。必要时可对供体进行血流动力学监测,可将血流动力学监测的

时间窗提前至 ICU 内,术中即可沿用其血流动力学监测设备,如常用的无创 / 经外周动脉心排血量监测,PiCCO 监测和 PAC 监测等。特别是 PAC 除了可以提供基础心排血量和周围血管阻力等常规血流动力学监测数据,也可得到准确的肺动脉压(pulmonary artery pressure,PAP)、肺动脉楔压(pulmonary artery wedge pressure,PAWP)、混合静脉血氧饱和度(oxygen saturation in mixed venous blood,SvO_2)及 PVR,对供体各器官功能的维护和供心功能的评估效果较好。

除此之外,须放置 TEE 在获取术中实时对供心的心功能和心脏形态进行动态监测。TEE 探头放置之前应评估供体是否存在特殊感染,应常规带 TEE 探头套后置入 TEE 探头,如供体存在特殊感染时,TEE 探头使用后应交由供应室完成特殊病原体的消毒处理。供体获取术中 TEE 的评估的要点:①由下腔静脉开始,右心,肺动脉,肺静脉,左心到主动脉根部及升主动脉的形态观察,心脏及大血管是否存在形态异常,注意左心房后壁、肺静脉口及左心耳处,是否存在血栓。②右心功能的评价,可完成右心功能全套检查,即目测右心活动、肝静脉血流频谱、三尖瓣过瓣血流频谱、三尖瓣环组织多普勒成像(tissue Doppler imaging,TDI)、三尖瓣环收缩期位移(tricuspid annular plane systolic excursion,TAPSE)、右室面积变化分数(fractional area change,FAC)、是否有三尖瓣反流、估测肺动脉压力。③左心功能的评价,可完成左心功能全套检查,即目测左心活动、肺静脉血流频谱、二尖瓣过瓣血流频谱、左心室测径、二尖瓣环 TDI、左心室射血分数、左心三维超声定量、估测左心房压力。④借助 TEE 评价供心灌注插管的情况及插管过程中可能出现的并发症。⑤如需获取肺脏,可借助 TEE 完成肺脏超声检查。如实施供心获取的单位无 TEE 设备,可使用 TTE 探头直接在体供心表面进行超声评估。注意探头的无菌。在术前、术中的心脏超声检查过程中,由于脑死亡患者的心脏常在大量内源性释放的儿茶酚胺作用下出现心肌顿抑,超声表现为室壁运动障碍,这种情况在纠正供体血流动力学和代谢紊乱的干扰下大多是可逆的。总体上,通过超声检查,轻度左心室肥厚的供体心脏可考虑用于移植,但应满足左心室壁厚度<14mm 的条件。

由于手术过程中需要在供心不停跳的情况下完成体外灌注管道的置入,可能存在出血量大的情况,术中的供体的容量管理可以参考血流动力学监测中如 CVP、每搏量变异度(stroke volume variation,SVV)或 PPV 监测,可结合 TEE 观察供体心腔充盈的情况,以胶体液为主进行液体治疗。同时考虑到供心获取后离体常温机械灌注的需要,可对供体血液进行回收处理。可在供体获取之前行血液透析导管或大流量静脉导管的穿刺置管,通过等容血液稀释对供体的血液进行体外分离,获取少量的红细胞,同时对手术过程中的出血进行收集、离心、清洗回收,得到的红细胞可用于供体器官获取术中出血量大时的输注,也可以用于体外灌注之用。

供体术中麻醉药物的选择,同本章第一节。采用吸入麻醉药为主的全身麻醉药物维持麻醉,通常是七氟烷 1%~1.5% 即可消除术中低位脊髓中枢带来的供体体动,同时七氟烷在麻醉剂量下即可产生心脏缺血再灌注损伤的保护作用。可辅助使用肌肉松弛药,首选顺式阿曲库铵,可单次追加或连续泵注。由于供体处于脑死亡状态,大脑皮质已无法感知疼痛,可不常规使用阿片类镇痛药。脑死亡患者通常存在大量儿茶酚胺释放,心脏应激反应大,自发性脊髓反射和手术刺激也会引起儿茶酚胺释放进而造成高血压,可通过血管扩张药、阿片类镇痛药处理。其余的供体麻醉治疗同本章第一节。

二、无缺血心脏移植受体的术前评估

无缺血心脏移植麻醉前访视,除按麻醉科术前评估常规详细采集病史外,还应着重了解以下内容:①心脏疾病种类、病程及治疗情况;②既往是否长期服用抗焦虑或抗精神病药物;③是否接受过糖皮质激素或其他免疫抑制剂治疗;④器官移植史;⑤有无植入心脏永久起搏器或植入型心律转复除颤器(implantable cardioverter defibrillator,ICD)等。心脏移植麻醉前检查项目包括血常规、血生化、凝血功能和肺功能检查及动脉血气分析,胸部正侧位 X线、心电图、超声心动图、肺动脉漂浮导管、心导管检查及心肺运动试验等。已处于心力衰竭晚期者,应加强监护,常规使用血管紧张素转换酶抑制剂、β 受体拮抗剂和醛固酮受体拮抗剂治疗,酌情使用血管活性药物。极其危重者术前应考虑应用 IABP、左心室辅助装置(left ventricular assist device,LVAD)或 ECMO。

术前评估还应结合受体的病情评价其是否存在心脏移植的禁忌证。心脏移植的绝对禁忌证:①严重的慢性阻塞性肺疾病($FEV_1 < 1L/min$);②难治性肺高血压;③ PAP>60mmHg;④跨肺压(transpulmonary pressure,GTP)>15mmHg(GTP= 肺动脉平均压 –PAWP);⑤ PVR>6 Wood 单位;⑥严重的肝肾功能不全;⑦获得性免疫缺陷综合征、系统性红斑狼疮或淀粉样变性。相对禁忌证:①年龄>72 岁;②活动性感染;③ BMI>35kg/m^2 或<15kg/m^2;④肌酐清除率<25ml/min;⑤精神疾病或心理疾病;⑥严重的周围血管疾病;⑦糖尿病伴有终末器官功能损害。

心脏移植面临供心捐献时间不确定和手术准备时间短等问题,应预先对等待移植的患者进行充分评估。麻醉医师应作为移植团队成员积极参与供心评估和保护,以利于制定围手术期治疗方案、优化临床路径和缩短供心缺血时间。心脏移植受者进入手术室前应谨慎使用麻醉前用药,避免抑制心功能。精神紧张和焦虑者,麻醉前可肌内注射吗啡。此外,病情危重者常在术前持续静脉泵注血管活性药物,应带入手术室继续使用。植入永久起搏器或 ICD 者,应在手术开始前请心脏电生理医师进行程控,以防止术中电刀干扰甚至意外除颤放电。

三、麻醉前准备

围手术期监测:心脏移植围手术期常规监测项目包括 ECG、SpO$_2$、ABP、CVP、鼻咽温度、膀胱温度(使用带体温监测的导尿管获得)、PetCO$_2$、麻醉深度监测(BIS 或 Narcotrend 指数)、血气分析等。应在心脏移植术中常规放置 PAC 和 TEE。本中心在有条件的受体上清醒局部麻醉 TTE 引导监测下在右颈内静脉内放置 PAC,PAC 放置到位后,在吸空气和吸氧条件下测量肺动脉压力,包括肺动脉收缩压、肺动脉舒张压、肺动脉楔压和肺血管阻力。进一步了解受体的肺循环血流动力学参数,为术中肺动脉高压的处理提供依据。抽取肺动脉血行血气分析,可将漂浮导管连接心排血量监测仪,连续对各项血流动力学参数及混合静脉血氧饱和度进行连续监测。应注意在置入肺动脉导管时可能出现心律失常,引起血流动力学剧烈波动。心排血量极低或右心显著增大的患者,置入肺动脉导管可能比较困难,可考虑在手术医师手法协助下置入;若确实无法置入到位,可参考术前相关辅助检查结果或采用TEE等其他方法估测肺动脉压。手术开始时与外科医师沟通后将漂浮导管退出至上腔静脉水平。

一般在受体清醒局部麻醉完成PAC放置时,同时完成桡动脉穿刺有创测压及中心静脉导管放置,一般需使用三腔中心静脉导管,可与PAC一起放置在右颈内静脉,两个导管穿刺口之间至少距离1.5cm,也可将中心静脉导管放置在左颈内静脉内。

全身麻醉的诱导:麻醉诱导前应确保呼吸机、监护仪、心排血量监测仪和麻醉深度监测仪等设备工作正常。准备好必要的抢救药品,如去甲肾上腺素、肾上腺素、阿托品、麻黄素和钙剂等。受体进入手术室后,完成上述监测和通畅的外周静脉通路(推荐16G外周静脉,在膈肌水平以上的静脉建立)。确定供心灌注情况可供移植后,即可开始全身麻醉诱导。应按照饱胃患者的麻醉处理原则、积极预防和处理反流误吸。心脏移植麻醉诱导应缓慢而可控,妥善控制气道,避免心肌抑制,气管插管时应严格遵循无菌操作原则。麻醉诱导应选用对心血管系统影响小的药物,如诱导前已建立了中心静脉,可经中心静脉缓慢给予诱导药物。本中心常采用的方案是依托咪酯0.3mg/kg、舒芬太尼靶控输注、罗库溴铵0.6~1mg/kg等,可同时配伍用血管活性药(如去甲肾上腺素、间羟胺等),维持全身麻醉诱导时患者血流动力学稳定。注意,心脏移植受体大多病情危重,且血液循环相对缓慢,药物起效时间常延迟,因此应根据血流动力学变化缓慢注射麻醉诱导药物。避免出现心脏前后负荷显著变化、回心血量减少、心肌收缩力减弱和心率过快或过慢,还应避免缺氧、高碳酸血症和酸中毒等情况。心脏移植手术开始前,应缓慢静脉注射甲泼尼龙、巴利昔单抗或抗人T细胞兔免疫球蛋白和抗生素,可在术前以清单方式列出具体药物的给药时间,以防未按时或漏给药物。考虑心脏移植术后使用IABP的可能性较大,建议术前留置股动脉套管。

四、术中麻醉管理

1. 术中麻醉维持多采用大剂量阿片类镇痛药的静吸复合麻醉。在体外循环前期要维持重要器官充分灌注,一般以阿片类镇痛药为主,辅助少量镇静药或低浓度吸入麻醉药。术中应常规使用氨甲环酸等抗纤溶药以减少围手术期出血和异体输血,确需异体输血时,应使用白细胞滤器,可常规行自体血液回收。

2. 受体转流前,应注意体温的管理,保持受体的膀胱温度在36~37℃,可通过加温毯和输液加温器实现。常温机械灌注不停跳的供心送至手术室时,受体应已开始并行循环且降温至32℃左右,采用低压低流量转流技术,保持平均动脉压在50~70mmHg

（1mmHg=0.133kPa）。

3. 开始复温时可根据 TEE 监测及血流动力学监测酌情静脉泵注多巴酚丁胺、肾上腺素、硝酸甘油和米力农等血管活性药物。TEE 监测的项目应与在供体上 TEE 监测项目相同并进行前后对比。

4. 心脏移植需要较长时间的并行循环辅助，若心功能较差可考虑调整血管活性药物种类和剂量，必要时置入 IABP。

5. 由于移植心脏是去神经支配，心率对血流动力学的反应消失，通过交感 / 迷走神经间接作用于心脏的药物也无法起效。若体外循环后心率缓慢，可静脉持续泵注多巴酚丁胺、去甲肾上腺素、异丙肾上腺素、肾上腺素等血管活性药物。心脏移植需常规植入临时心脏起搏器，以双腔起搏器为佳。

6. 在充分机械辅助、调整血管活性药物并通过 TEE 评估心功能状态后，调整并维持心率在 90~110 次 /min。当移植心脏功能恢复满意、膀胱温度恢复至 37℃以上且心电图基本正常后，可逐步停止并撤离体外循环。撤离体外循环后应继续进行物理保温措施。

7. 心脏移植早期可能发生移植心脏功能障碍，表现为体外循环无法停机、心排血量减少或需要使用大剂量血管活性药物支持。体外循环停机后几小时内，可能发生急性右心功能不全、肺动脉高压，治疗原则为维持动脉血压保证右心血流灌注，提高右心收缩力，降低肺动脉阻力。左心功能不全可导致顽固性低血压，治疗一般选用正性肌力药物（如多巴酚丁胺和肾上腺素）。

8. 部分受者术前存在一定程度的肺动脉高压，移植后心排血量骤然增加、肺血管痉挛、肺血管栓塞以及缺氧和高碳酸血症均可能进一步增加肺动脉压力。治疗原则为保持肺脏充分膨胀，保证良好通气和充分氧合，使用非选择性血管扩张药物（硝酸甘油等）以及磷酸二酯酶抑制剂（米力农），但应注意这些药物对体循环血压的影响。选择性肺血管扩张剂治疗心脏移植后肺动脉高压有效，吸入 NO 可在肺血管床被迅速代谢，对体循环影响较小。

9. 心脏移植术后心律失常包括室上性和室性心律失常，常规抗心律失常药物有效。

10. 体外循环后可能出现肾功能损伤，受者可出现少尿和血清肌酐升高等，尤其是术前长期慢性心力衰竭合并肾功能不全、使用环孢素以及应用对比剂的受者。治疗原则主要为维持足够的前负荷和心排血量，可考虑静脉持续泵注重组人脑利钠肽或利尿剂。

11. 心脏移植手术麻醉期间应尽量保持钾、钙和镁等血电解质在正常范围，可通过监测血气分析指导治疗。低血钾较常见，尤其是术前长期服用利尿剂者，体外循环后尿量过多也可能引起低血钾。低钾血症可引起室性期前收缩、室性心动过速等心律失常，可通过静脉补钾纠正，使血清钾维持在 3.5~5.0mmol/L。低镁血症也可引起心律失常，血钾正常时出现的心律失常应考虑低镁血症（血清镁 <0.08mmol/L）可能，可通过输注硫酸镁纠正。大量输入库存血可出现低钙血症，应积极补充钙剂。

12. 心脏移植术中血糖控制。由于心脏移植手术创伤应激大，且术中使用糖皮质激素的剂量大，应严格控制血糖，以防术中及特别是术后出现高血糖，出现高血压的渗透性利尿作用,影响循环血容量进而影响组织灌注。术中可根据血糖水平使用 2~4IU/h 的胰岛素泵注,严格控制术中血糖在 4.4~8.3mmol/L。

（杨璐　熊玮）

参考文献

［1］ MILLER R D. 米勒麻醉学 [M]. 8 版. 邓小明, 曾因明, 黄宇光译. 北京: 北京大学医学出版社, 2017.

［2］ KATHIRVEL S, TETSURO S. 器官移植麻醉与围手术期管理 [M]. 姜虹, 夏明译. 北京: 人民卫生出版社, 2021.

［3］ 中华医学会器官移植学分会围手术期管理学组. 成人肝移植围手术期麻醉管理专家共识 (2021 版)[J]. 中华器官移植杂志, 2021, 42 (6): 329-335.

［4］ GUO Z, ZHAO Q, HUANG S, et al. Ischaemia-free liver transplantation in humans: a first-in-human trial [J]. Lancet Reg Health West Pac, 2021, 16: 100260.

［5］ WAGENER G, BEZINOVER D, WANG C, et al. Fluid Management During Kidney Transplantation: A Consensus Statement of the Committee on Transplant Anesthesia of the American Society of Anesthesiologists [J]. Transplantation.. 2021; 105 (8): 1677-1684

［6］ HE X, CHEN G, GUO Z. et al. The First Case of Ischemia-Free Kidney Transplantation in Humans [J]. Front Med (Lausanne), 2019, 6: 276.

［7］ YIN S, RONG J, HE X. et al. Transplantation of a beating heart: A first in man [J]. Lancet Reg Health West Pac, 2022, 23: 100449.

［8］ NEETHLING E, MORENO G J, SLINGER P. et al. Intraoperative and early postoperative management of heart transplantation: anesthetic implications [J]. J Cardiothorac Vasc Anesth, 2020, 34 (8): 2189-2206.

［9］ TAN Z, ROSCOE A, RUBINO A. Transesophageal echocardiography in heart and lung transplantation [J]. J Cardiothorac Vasc Anesth, 2019, 33 (6): 1548-1558.

［10］ KHUSH K K, POTENA L, STEHLIK J. et al. The International Thoracic Organ Transplant Registry of the International Society for Heart and Lung Transplantation: 37th adult heart transplantation report-2020; focus on deceased donor characteristics [J]. J Heart Lung Transplant, 2020, 39 (10): 1003-1015.

第九章
无缺血器官移植展望和器官医学前景

第一节　无缺血器官移植的未来研究方向

　　无缺血肝脏、肾脏、心脏移植均已在临床上取得成功,避免了缺血再灌注损伤,实现了更好的移植预后。然而,一位捐献者常会捐赠多个器官,单器官无缺血移植意味着其他器官受到缺血再灌注损伤。为了完全避免缺血再灌注损伤,多器官联合无缺血获取和移植势在必行。多器官无缺血获取与移植不仅可提高综合器官质量,改善多个受体移植预后,还可简化手术操作。手术医师只需要分离大血管,并由多器官灌注仪接管多器官血流和供氧,避免了获取过程中捐献者生命体征不稳定造成的器官损伤。同时,器官获取后可以在器官灌注仪内分离,手术操作更加便捷。

　　不同于单器官,多器官联合无缺血获取意味着离体后各个器官间存在着相互作用,我们前期研究已证实多器官联合灌注器官功能修复效果优于单器官灌注,未来研究体外多器官间的相互作用机制和多器官维护手段将成为热点。其次,现有的器官灌注仪只为单器官或者多器官灌注设计,无法满足器官分离过程中,根据分离进度从多器官灌注向单器官灌注转移,这需要研发全新的模块化灌注仪。最后,器官获取与移植并不一定在同一中心进行,需要经历数小时的转运过程。因此需要研发便携型器官灌注仪保障器官转运时的供氧供血,这也是目前器官灌注领域的研发方向。

(赵　强　陈宏玮)

第二节　多器官修复中心

　　目前器官的供需矛盾依旧严峻,一方面是捐献者数量不足,另一方面是捐赠的器官在获取前便遭受了损伤,最终导致器官无法在临床上使用。目前多种器官灌注技术均被证明具有在体外修复器官的作用,多伦多大学研究团队建立了"肺医院",在体外修复肺脏用于临床移植。中山大学附属第一医院器官移植中心建立了国际首个"多器官修复中心",实现了心、肝、肾等多个器官的体外修复和移植。同时,一条完整的器官捐献、修复和移植链条正在逐步建立。最终建立从 ICU 到器官获取、从器官修复到分配和移植的全链路数字化、信息化,使器官修复专家能实时掌握多器官的修复情况,及时将修复好的器官纳入器官分配系统,挽救终末期疾病患者的生命。

器官修复技术向临床的转化揭示了移植未来的发展方向,将有更多可用于移植的器官、更低的器官弃用率、对移植预后更加精准的预判。器官将由专业的医师团队获取,转运至器官修复中心,经过充分的修复和评估后,送至受体处进行移植。这将创造一个更加高效、节约、安全、可持续的器官移植体系,造福每一位需要移植的患者。

(赵　强　陈宏珲)

第三节　器官水平研究

生物体由行使不同功能的器官构成。器官不仅是发挥独立生理功能的基本单元,也是各类疾病发生的场所。既往的生命科学研究均基于生物整体水平或细胞、基因水平,前者过于宏观,而后者又过于微观。正因为目前缺乏成熟的离体器官培养技术及理念,生命科学界和医学界对独立器官的功能、器官疾病的发生发展以及不同器官之间的相互作用知之甚少。但 2016 年,中山大学附属第一医院器官移植中心成功在体外模拟人体,为离体器官提供血液及营养,首次实现多器官在离体状态下长时间保持功能与活力,为器官水平的医学研究与治疗奠定了基础。

(赵　强　陈宏珲)

一、器官培养及功能评估

器官医学研究的基础是器官培养技术,只有稳定地、可重复地离体维持器官结构和功能,才能进一步开展研究。2020 年,苏黎世大学移植中心成功在体外培养废弃人类肝脏 1 周,而且保持了肝脏结构和部分肝脏功能,包括胆汁生成、合成凝血因子等。体外培养器官 1 周可以满足短期的生理学、病理学研究,但更长的培养时间有助于进一步揭示器官内细胞凋亡与再生、病理性组织重构等过程,这需要进一步完善器官培养技术,延长体外培养时间。

实现器官长时间培养,需要通过各种技术精准地评估体外器官功能,并掌握器官代谢状态,如热成像、实时血气检测、转氨酶和炎症因子检测等。更进一步还可结合在体生物光学成像等技术,实现对离体器官细胞、组织层面的研究,从而更直接地了解器官的运行机制,为器官疾病发生及诊治提供新的思路。

二、器官药理、毒理学研究

药物评价是新药研发过程中的重要环节,需要研究药物与人体之间的作用及规律,获得药物在人体内的吸收、分布、代谢、排泄的数据,确定其有效性及安全性。既往临床前药物评价多限于细胞水平或个体水平,细胞水平的研究难以反映药物对人体的整体影响,而个体水平的研究成本更高、实施更为复杂,且所用的动物模型常不能准确模拟人体对于各种药物的反应。

应用器官医学平台研究药物,可准确反映药物在器官内的动态变化规律,得到人体器官对药物刺激的真实反应,弥补现有细胞或动物模型的不足,从而构成药代、药效、毒性三位一体的成药性评价技术体系,同时也是一种符合实际、高效、节能的生理学研究及药物开发平台,极大地推进了以制药行业为代表的产业发展进程。

此外,随着人体安全和环境保护日益受到重视,亟须更准确毒性测试方法来满足对各类化学品、药品、农药、食品添加剂和化妆品等进行安全风险评估的需求。由于人体的复杂性,现有的体外评价模型和动物实验并不能准确地反映人体对有害因素的反应。将器官医学研究平台应用于化学品、环境污染物、纳米制品、毒素、物理辐射等毒理学测试领域,具有巨大的前景,可以更好地模拟人体对化合物、微生物、毒素的真实反应,显著降低毒性评估成本和缩短评估时间,有望成为毒性测试技术研究的前沿领域和研究热点。

三、器官区域免疫学研究

人体重要疾病高发器官(如肝脏、肠道、肺、心脏等)的免疫学特性与免疫器官(如骨髓、胸腺、淋巴结、脾脏等)的免疫学特性存在较大区别。这些器官由于具有独特的结构、生理功能和组织微环境,含有独特的细胞亚群和功能分子,从而形成了独特的器官内区域免疫特性,而且器官的区域免疫特性与所在区域的众多疾病的发生发展紧密相关。由于目前对疾病高发器官的区域免疫特性研究较少,影响了免疫学理论与疾病防治的整体发展。

器官培养技术为器官区域免疫研究提供了优秀的病理模型,目前已在常温机械灌注下初步实现对实体器官区域免疫的相关探索。器官病理模型的建立为深入阐释疾病的免疫病理机制,推进转化医学研究提供了独特研究平台,避免了中枢及外周免疫器官的干扰,针对器官内区域免疫进行基础性、前沿性和系统性的先导研究,以揭示器官区域免疫特性与重大疾病的内在联系,寻找新的免疫治疗靶点。

四、器官间相互作用机制研究

所有器官均可通过分泌细胞因子等信号分子与远隔器官对话。以肝肠轴为例,肠道和肝脏虽是两个相互独立的器官,但在生物学功能上密切相关、相互影响。肠道细菌的代谢产物、信号分子及免疫细胞可直接进入肝脏,调节肝脏生理。肝脏又可通过分泌胆汁及其他信号分子调节肠道微生态。借助多器官培养技术,实现离体多器官的联合培养,为深入研究器官间联系提供了可能。肝肾对话、心肺对话、心肝对话等多个领域均是新兴的研究热点。器官间相互作用机制的阐明,可为两个或多个器官综合征的诊治提供新方向。

(赵　强　陈宏珲)

第四节　器官药物筛选

目前的疾病模型不能准确地模拟器官的组织复杂性、肿瘤细胞的遗传异质性及肿瘤微环境。因此,临床前试验成功的新药进入临床时常以失败告终,在该模式下的新药研发需要长时间高成本投入,且风险巨大,急需一个更经济、更有效的药物筛选平台。

既往离体灌注模型在动物实验中实现了较好的药物筛选效果,但其仍存在模拟性差、筛选度差的不足。苏黎世大学移植中心成功实现了数例手术中切除的肿瘤半肝的长期培养,为创建真实疾病器官模型建立了基础。借助人类疾病器官体外培养技术,可获得精准的肿瘤、免疫、代谢及感染疾病模型,并通过各类无创或有创操作,检验方法检测疾病的进程和药物疗效,更为高效地寻找创新的、个体化的新药物。真实器官疾病模型的突破有望加速各类器官疾病机制的阐明,形成新一代的药物筛选平台,加快创新药物的研发进程。

(赵　强　陈宏珲)

第五节　器官隔离治疗

绝大多数疾病的发生、发展均局限在独立的器官内。然而对于疾病的治疗,目前仍以全身给药的方式为主,面临着局部药物浓度不足、全身毒副作用大、药物体内失活、过敏反应等问题,严重限制了绝大多数潜在治疗方法的临床使用,或导致药物临床试验失败。

为了解决这一问题,人们开始探索药物经单器官循环直接、持续作用于病变部位的治疗方法,并于20世纪90年代尝试使用隔离肢体灌注治疗黑色素瘤。此技术借助加压止血袋和动静脉插管,阻断目标肢体与人体其他部分的血流交换,使用含有高浓度的化疗药物的灌注液替代肢体血流,使器官与人体暂时隔离,以提高病变部位药物浓度、最大化疗效,减少用药总量并减轻全身毒副作用。然而当时由于器官隔离技术体系尚不成熟,存在肢体缺血缺氧损伤、治疗时间窗口短、创伤较大等缺点。

随着超声造影和介入技术的进步,通过超声引导下血管穿刺等新技术,器官隔离治疗技术的创伤减少,与传统外科手术相比,具有创伤更小、无须全身麻醉、对正常组织的损伤小、恢复快、住院时间短等优点,尤其适用于无法耐受手术的危重患者,或将成为多种进展期疾病的首选治疗方法。然而由于器官培养技术尚未完全建立,无法长时间维持器官的正常生理状态,治疗时间仍有所局限。

将既往的隔离治疗经验与器官医学平台结合,可以实现更加稳定的器官隔离和功能评估体系,避免隔离治疗过程中的缺血、缺氧、高温损伤,实现更低剂量、更长时间、更优疗效、更小副作用的器官隔离治疗。复杂的肝癌、肺癌,也可在器官定向隔离的条件下实施外科切除,该术式有减少术中失血、避免肿瘤转移及器官衰竭等优势。器官定向治疗技术开辟了在器官水平精准评估和治疗疾病的全新领域,实现了对疾病在空间物理层面的精准治疗,并有望与创新药物、细胞治疗及基因治疗等技术结合,成为未来肿瘤等重大疾病的主流治疗模式之一。

(赵　强　陈宏珲)

第六节　手术培训平台

腔镜、内镜培训难,长期以来是外科医科培训的"痛点"。国内多采用塑胶模具器官培训,存在模具质感不真实、无法反映脏器血流和生理活动等问题;国外则多采用虚拟教学设备,也存在着情景虚假、触感缺失、反馈延迟高等缺点,导致培训效果不佳,优秀腔镜、内镜医师培养成本高居不下,客观上阻碍了微创手术的普及。

中山大学附属第一医院移植团队首先将器官维护技术应用在教学领域,研发了活器官腔镜、内镜培训系统。该系统使用多器官维护技术,长时间保存和维护大动物全腹腔脏器,并保持了脏器的生理解剖位置和生理功能,开创了活体动物器官教学的先河。在此系统中,血管破裂出血、胆汁分泌、肠道蠕动等均与生理状态一致,为医师提供最为真实的手术培训环境,可大幅加快培训进程,保障手术安全,对医学教育产生深远影响。

器官水平的研究与治疗突破形成了"器官医学"理念。相信未来围绕器官维度的科学问题和瓶颈技术,科学家们将开展基础性和前瞻性探索研究和技术攻关,有可能产生一批现有医学研究手段无法取得的理论与技术突破,并向医疗器械、创新药物研发及临床教学等领域转化,开发出我国独有的、具广阔市场前景的创新产品,为我国在未来的国际战略竞争中抢占医学核心技术的制高点打下基础。未来将形成器官医学相关研究机构,在已实现的多种器官离体长时间维护的基础上,以原创的"器官医学"理念为核心,通过生物、医药、理工等多学科交叉融合创新,实现原创性理论和技术的突破及临床转化。器官医学的发展,对催生生命科学领域的新兴学科与产业,推动我国医疗医药产业技术升级、促进我国医学进入国际领先行列具有重要意义。

(赵　强　陈宏珲)

参考文献

[1] GUO Z Y, ZHAO Q, HUANG S Z, et al. Ischaemia-free liver transplantation in humans: a first-in-human trial [J]. Lancet Reg Health West Pac, 2021, 16: 100260.

[2] HE X S, CHEN G D, ZHU Z B, et al. The first case of ischemia-free kidney transplantation in humans [J]. Front Med (Lausanne), 2019, 6: 276.

[3] MERGENTAL H, LAING R W, KIRKHAM A J, et al. Transplantation of discarded livers following viability testing with normothermic machine perfusion [J]. Nat Commun, 2020, 11 (1): 2939.

[4] VAN RIJN R, SCHURINK I J, DE VRIES Y, et al. Hypothermic machine perfusion in liver transplantation-a randomized trial [J]. N Engl J Med, 2021, 384 (15): 1391-1401.

［5］ CYPEL M, YEUNG J C, LIU M Y, et al. Normothermic ex vivo lung perfusion in clinical lung transplantation [J]. N Engl J Med, 2011, 364 (15): 1431-1440.

［6］ HE X S, JI F, ZHANG Z H, et al. Combined liver-kidney perfusion enhances protective effects of normothermic perfusion on liver grafts from donation after cardiac death [J]. Liver Transpl, 2018, 24 (1): 67-79.

［7］ ZHAO Q, NIE Y, GUO Z Y, et al. The future of organ-oriented research and treatment [J]. Hepatobiliary Surg Nutr, 2019, 8 (5): 502-505.

［8］ ESHMUMINOV D, BECKER D, BAUTISTA BORREGO L, et al. An integrated perfusion machine preserves injured human livers for 1 week [J]. Nature biotechnology, 2020, 38 (2): 189-198.

［9］ MERGENTAL H, STEPHENSON B T F, LAING R W, et al. Development of clinical criteria for functional assessment to predict primary nonfunction of high-risk livers using normothermic machine perfusion [J]. Liver Transpl, 2018, 24 (10): 1453-1469.

［10］ LIU Q, NASSAR A, BUCCINI L, et al. Ex situ 86-hour liver perfusion: pushing the boundary of organ preservation [J]. Liver Transpl, 2018, 24 (4): 557-561.

［11］ DE MEIJER V E, FUJIYOSHI M, PORTE R J. Ex situ machine perfusion strategies in liver transplantation [J]. J Hepatol, 2019, 70 (1): 203-205.

［12］ BELIN D, DEROCHE-GAMONET V. Responses to novelty and vulnerability to cocaine addiction: contribution of a multi-symptomatic animal model [J]. Cold Spring Harb Perspect Med, 2012, 2 (11): a011940.

［13］ BODE G, CLAUSING P, GERVAIS F, et al. The utility of the minipig as an animal model in regulatory toxicology [J]. J Pharmacol Toxicol Methods, 2010, 62 (3): 196-220.

［14］ SPADONI I, FORNASA G, RESCIGNO M. Organ-specific protection mediated by cooperation between vascular and epithelial barriers [J]. Nat Rev Immunol, 2017, 17 (12): 761-773.

［15］ YISSACHAR N, ZHOU Y, UNG L, et al. An intestinal organ culture system uncovers a role for the nervous system in microbe-immune crosstalk [J]. Cell, 2017, 168 (6): 1135-1148.

［16］ HARPER I G, GJORGJIMAJKOSKA O, SIU J H Y, et al. Prolongation of allograft survival by passenger donor regulatory T cells [J]. Am J Transplant, 2019, 19 (5): 1371-1379.

［17］ TRIPATHI A, DEBELIUS J, BRENNER D A, et al. The gut-liver axis and the intersection with the microbiome [J]. Nat Rev Gastroenterol Hepatol, 2018, 15 (7): 397-411.

［18］ ZHANG X, JI X T, WANG Q, et al. New insight into inter-organ crosstalk contributing to the pathogenesis of non-alcoholic fatty liver disease (NAFLD)[J]. Protein Cell, 2018, 9 (2): 164-177.

［19］ MULLARD A. Off-label targeted cancer drugs fail in first randomized trial [J]. Nat Rev Drug Discov, 2015, 14 (10): 669.

［20］ POULIN P, BTEICH M, HADDAD S. Supplemental analysis of the prediction of hepatic clearance of binary mixtures of bisphenol a and naproxen determined in an isolated perfused rat liver model to promote the understanding of potential albumin-facilitated hepatic uptake mechanism [J]. J Pharm Sci, 2017, 106 (11): 3207-3214.

［21］ MUELLER M, HEFTI M, ESHMUMINOV D, et al. Long-term normothermic machine preservation of partial livers: first experience with 21 human hemi-livers [J]. Ann Surg, 2021, 274 (5): 836-842.

［22］ TANE S, NODA K, SHIGEMURA N. Ex vivo lung perfusion: a key tool for translational science in the lungs [J]. Chest, 2017, 151 (6): 1220-1228.

［23］ THOMPSON J F, HUNT J A, SHANNON K F, et al. Frequency and duration of remission after isolated limb perfusion for melanoma [J]. Arch Surg, 1997, 132 (8): 903-907.

[24] THOMPSON J F, KAM P C A. Isolated limb infusion for melanoma: a simple but effective alternative to isolated limb perfusion [J]. J Surg Oncol, 2004, 88 (1): 1-3.

[25] VOGEL A, GUPTA S, ZEILE M, et al. Chemosaturation percutaneous hepatic perfusion: a systematic review [J]. Adv Ther, 2017, 33 (12): 2122-2138.

[26] VOGL T J, KOCH S A, LOTZ G, et al. Percutaneous isolated hepatic perfusion as a treatment for isolated hepatic metastases of uveal melanoma: patient outcome and safety in a multi-centre study [J]. Cardiovasc Intervent Radiol, 2017, 40 (6): 864-872.

[27] MAGGE D, CHOUDRY H A, ZEH H J, 3rd, et al. Outcome analysis of a decade-long experience of isolated hepatic perfusion for unresectable liver metastases at a single institution [J]. Ann Surg, 2014, 259 (5): 953-959.

[28] WANG X B, ZHANG K S, HU W J, et al. A new platform for laparoscopic training: initial evaluation of the ex-vivo live multivisceral training device [J]. Surg endosc, 2021, 35 (1): 374-382.

索　引

124

55检